中式常见菜品
配料与营养

◎ 程广燕 卢士军 佟 琳 等著

中国农业科学技术出版社

图书在版编目（CIP）数据

中式常见菜品配料与营养 / 程广燕等著 . —北京：
中国农业科学技术出版社 , 2018.5
ISBN 978-7-5116-3371-2

Ⅰ . ①中… Ⅱ . ①程… Ⅲ . ①食品营养－基本知识②
家常菜肴－菜谱 Ⅳ . ① R151.4 ② TS972.127

中国版本图书馆 CIP 数据核字 (2017) 第 316934 号

责任编辑　崔改泵
责任校对　贾海霞

出 版 者　中国农业科学技术出版社
　　　　　北京市中关村南大街 12 号　邮编：100081
电　　话　（010）82109194（编辑室）（010）82109702（发行部）
　　　　　（010）82106629（读者服务部）
传　　真　（010）82106650
网　　址　http://www.castp.cn
经 销 者　各地新华书店
印 刷 者　北京科信印刷有限公司
开　　本　880mm×1 230mm　　1 /16
印　　张　13.5
字　　数　352 千字
版　　次　2018 年 5 月第 1 版　2018 年 5 月第 1 次印刷
定　　价　198.00 元

《中式常见菜品配料与营养》
著者名单

主 著　程广燕　卢士军　佟　琳

著　者（按姓氏笔画排序）

王剑忠　典厨饭店管理有限公司

邓伯庚　北京市外事学校

卢士军　农业农村部食物与营养发展研究所

朱云龙　扬州大学

刘　强　中烹协名厨委菜品研发中心

关书东　中国烹饪协会

杨祯妮　农业农村部食物与营养发展研究所

佟　琳　中国烹饪协会

张　桐　中国烹饪协会

陈祖明　四川旅游学院

周　琳　农业农村部食物与营养发展研究所

姚伟钧　华中师范大学

唐振闯　农业农村部食物与营养发展研究所

程　钢　广东省餐饮服务行业协会

程广燕　农业农村部食物与营养发展研究所

著作权声明

　　本书所包含的全部图片及数据资料所有权属于农业农村部食物与营养发展研究所。根据《中华人民共和国著作权法》，任何形式的转用和出版销售行为（如书籍、电子版、软件、网络媒体等）均应由著作权所有者书面授权。

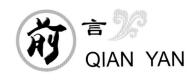

前言
QIAN YAN

中式菜品经历了几千年的发展，基于不同的地方膳食特色，逐渐形成鲁、苏、粤、川、浙、闽、湘、徽地方菜，俗称"八大菜系"。到了近现代，随着城市化进程的加剧和区域人口的迁徙，各菜系之间出现进一步融合和衍生。近年来，居民的食物营养需求日益提高，均衡膳食已成为大众健康生活方式中的重要组成部分。菜品的营养素含量则是居民合理搭配膳食的重要依据。

根据中国烹饪协会专家组意见，本书把鲁菜、川菜、粤菜、淮扬菜、清真菜、西北菜、湘菜、家常菜八个主流菜品类别列为老百姓餐桌上的常见菜，包括52道冷菜、242道热菜、15道汤羹、44道主食。为便于指导营养配餐和膳食评估工作，本书对中式常见菜品的配料、营养成分等内容进行图文并茂的展示与说明。

为了便于菜品实物的定量识别，研究团队选择生活中的常见实物（光盘、易拉罐、身份证）作为参照，设计了专利餐具（专利号：ZL 201730192044.3、ZL 201730191939.5）。本书中菜品的主辅料及调味料的种类和配比，均由中国烹饪协会专家组提供，实际用量根据主料用量进行同比例折算。菜品主辅料、调味料的拍摄重量均通过实物称重获得。为保证调味料数据的可靠性，每道菜品烹调完毕，均由五位评委从咸味、油腻程度、辣味等方面进行评价验证，并依据评价结果对菜品的调味料用量进行修正。菜品图片由中国摄影家协会专家指导拍摄而成。

本书首次以标准餐盘的形式展示了中式常见菜品的实物图，并根据全部食材实际用量计算出菜品的营养成分，进一步补充并完善了我国食物营养的基础数据，对大众和营养科研工作者评估食物营养成分具有重要的参考价值。

本书是一本以营养学从业人员为主要读者对象的科学参考书，包括了353道中式常见菜品的近4000张图片和约5500个数据，这些资料可为开展营养调查、膳食评价工作提供实物参考，也可为餐饮从业者和家庭主妇制作菜品提供借鉴。

本书的图片拍摄、数据整理、核对以及编辑花费了大量的人力、物力和时间。由于图片多、数据量大，以及自身水平所限，文中不足之处在所难免，恳请广大读者和同行提出宝贵意见和建议，以便今后再版时修订提高。

著 者
2017 年 12 月

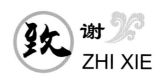

致谢 ZHI XIE

本书从筹划到完成，经历了 3 年多时间。

首先要感谢中国农业科学院科技创新工程对本项工作的资助。中国营养学会、北京大学医学部、中国疾病预防控制中心营养与健康所、农业部机关服务局、中国摄影家协会等相关专家对成书的内容等方面提出诸多宝贵意见，新盟泰和酒店管理（北京）有限公司对于常见菜品的加工给予了大力支持，在此一并表示最衷心的感谢。

著 者

2017 年 12 月北京

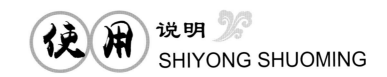

使用说明
SHIYONG SHUOMING

1. 概述

本书内容包含冷菜、热菜、汤类、主食四个部分，包含八大类菜品，即：川菜、鲁菜、粤菜、湘鄂菜、淮扬菜、西北菜、清真菜和家常菜，共353道菜品。根据主料食材的种类，冷菜分为蔬菜和豆制品两个亚类，荤菜分为水产、猪、牛羊、禽四个亚类，主食分为面粉和大米两个亚类。每亚类中，菜品名称依据拼音首字母进行排序。每例菜品的营养素含量包括：能量、蛋白质、脂肪、碳水化合物和钠。

2. 数据来源

本书中的数据是中国农业科学院创新工程项目研究的成果。每例菜品的主辅料、调味料的种类和用量以及烹调方法，均由中国烹饪协会专家组提供。课题组根据食物的常见形态和专利餐具规格，拟定每道菜品原料的实际加工和展示规格。主辅料和调味料的重量均为加工前的生重可食部分。烹调后的菜品，由五位评委从食物的咸、油腻、辣等方面进行现场品鉴，根据品鉴结果对菜品调味料用量进行调整。

对于烹调人员常说的"少量""少许"等无法准确计量的调味料，均由专人对实际用量进行称重计量。对于部分不便于少量加工的食物（饺子、包子等），采用原材料加工使用总量除以成品个数，计算单品的营养成分含量。

3. 餐具

本书中使用的餐具为特殊定制餐具，为了便于辨识实物大小，在餐具中刻画特定大小圆圈（a. 光盘直径120mm；b. 易拉罐底直径66mm）和方框（身份证尺寸：85.6mm×54mm）作为标识参考（见餐具示意图）。拍摄所用的餐具已申请国家外观设计专利（专利号：ZL 201730192044.3、ZL 201730191939.5）。餐勺为普通的中式调羹。餐碗为市面常见的4.5英寸口径圆碗。

4. 图片

本研究根据食物烹调过程，全程拍摄每例菜品实际加工中使用的主辅料原料图、调味料图、菜品成品图，并称量相应重量。限于篇幅，本书中未能罗列出全部图片。优先选择图片的种类及原则：（1）菜品成品图；（2）主辅料图；（3）调料图（优先展示盐、油、糖）。

5. 营养成分数据

菜品中主辅料、调味料中的营养素含量均取自《中国食物成分表》第一册、第二册。为了拍摄美观，个别菜品中加入了少量的装饰性原材料，此部分原材料的营养素未计入菜品营养成分。烹调过程中，花椒、大料等无法食用的调料未计入菜品营养成分；个别菜品中用到高汤、中草药等原料未计入菜品营养成分。

限于篇幅，本书中菜品的营养素数据仅罗列出能量、蛋白质、脂肪、碳水化合物和钠含量。关于菜品的其他营养素数据，如有需要请与著者联系。

餐具尺寸示意图

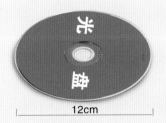 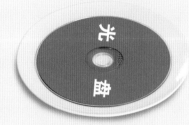

6英寸平盘，盘中图形尺寸同光盘大小。外观设计专利号：201730191939.5

12cm

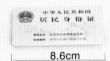 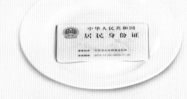

6英寸平盘，盘中图形尺寸同居民身份证大小。外观设计专利号：201730192044.3

8.6cm

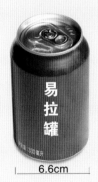 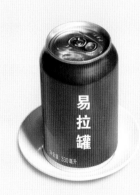

4英寸吃碟，碟中图形尺寸同易拉罐口径大小。外观设计专利号：201730191939.5

6.6cm

餐具尺寸示意图

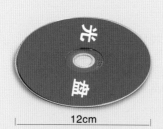 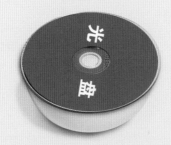

4.5英寸瓷碗

12cm

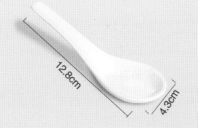

家用常见瓷勺

12.8cm

4.3cm

CONTENTS | 目录

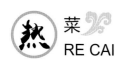

热 菜
RE CAI

素 菜

蔬 菜

豆制品

荤 菜

水产类

猪 类

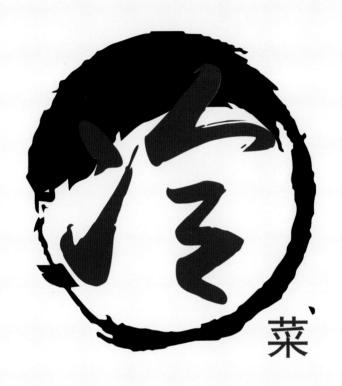

冷菜

—— 惟有美食不可辜负

冷菜

素菜

脆爽白芦笋（家常菜）

主 辅 料　白芦笋 100.0g　泡野山椒 4.0g　小米辣 2.0g　泡姜 1.0g
　　　　　蒜 1.0g　香芹 4.0g

调 味 料　盐 1.0g　白糖 0.5g　白醋 5.0g　白胡椒粒 0.1g　鸡粉 0.3g

营养成分　能量 92.8kJ　蛋白质 3.0g　脂肪 0.2g　碳水化合物 5.7g
　　　　　钠 527.8mg

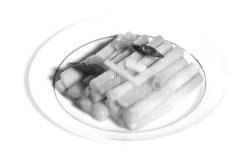

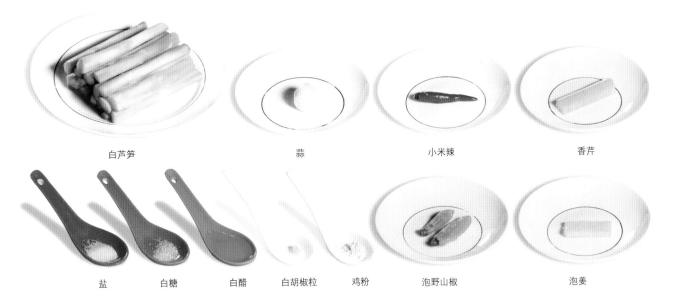

白芦笋　　　　　蒜　　　　　小米辣　　　　　香芹

盐　　白糖　　白醋　　白胡椒粒　鸡粉　　泡野山椒　　泡姜

果仁苦菊（鲁菜）

主 辅 料　苦菊 50.0g　胡萝卜 0.8g　花生 3.3g　蒜 2.5g

调 味 料　盐 0.8g　橄榄油 3.0g　白糖 2.2g　陈醋 5.0g　味精 0.5g

营养成分　能量 295.4kJ　蛋白质 2.8g　脂肪 5.0g　碳水化合物 6.7g
　　　　　钠 406.9mg

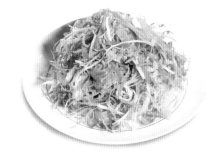

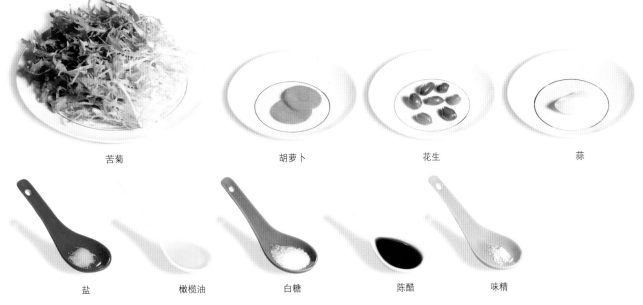

苦菊　　　　　胡萝卜　　　　　花生　　　　　蒜

盐　　　橄榄油　　　白糖　　　陈醋　　　味精

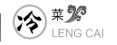
蔬菜

椒麻桃仁（川菜）

主 辅 料　核桃仁 29.9g　葱 4.5g

调 味 料　盐 0.4g　香油 0.4g　酱油 0.3g　花椒 0.3g　味精 0.1g

营养成分　能量 448.3kJ　蛋白质 4.0g　脂肪 9.4g　碳水化合物 2.4g
　　　　　　钠 186.5mg

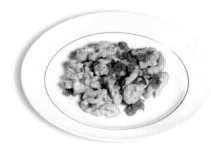

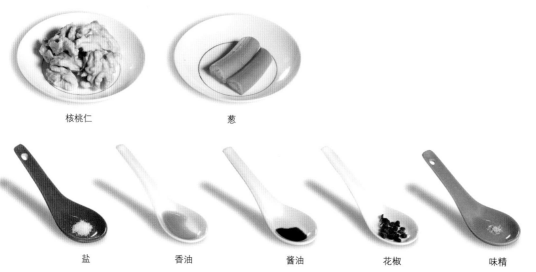

核桃仁　　　　　　　葱

盐　　　　香油　　　　酱油　　　　花椒　　　　味精

姜汁豇豆（川菜）

主 辅 料　豇豆 42.0g　姜 4.2g

调 味 料　盐 0.8g　香油 1.4g　酱油 0.6g　米醋 3.4g　味精 0.1g

营养成分　能量 665.7kJ　蛋白质 8.4g　脂肪 1.9g　碳水化合物 28.6g
　　　　　　钠 373.9mg

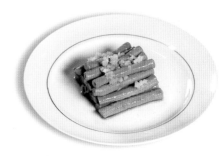

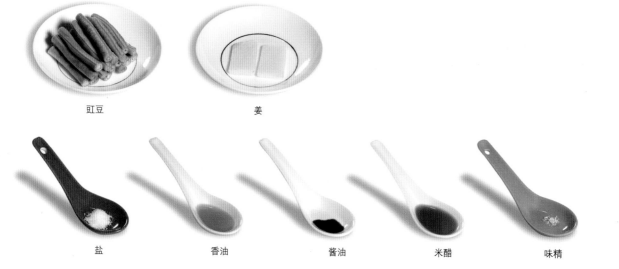

豇豆　　　　　　　　姜

盐　　　　香油　　　　酱油　　　　米醋　　　　味精

蔬菜

蔬菜

凉拌泥蒿（湘鄂菜）

主 辅 料　泥蒿 100.0g　红椒 10.0g　蒜 4.0g

调 味 料　大豆油 4.0g　白糖 1.0g　香油 1.1g　生抽 4.5g　米醋 1.2g
　　　　　花椒 0.3g　蒸鱼豉油 9.0g

营养成分　能量 509.5kJ　蛋白质 4.6g　脂肪 6.6g　碳水化合物 13.5g
　　　　　钠 1092.9mg

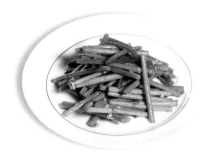

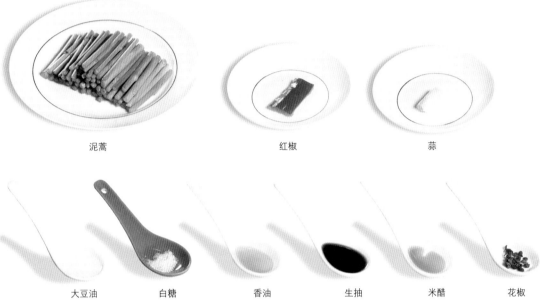

泥蒿　　　　　　　　　　　红椒　　　　　　　　　　　蒜

大豆油　　　　白糖　　　　香油　　　　生抽　　　　米醋　　　　花椒

凉拌沙葱（西北菜）

主 辅 料　沙葱 100.0g

调 味 料　盐 1.0g　香油 3.5g

营养成分　能量 269.5kJ　蛋白质 1.7g　脂肪 3.8g　碳水化合物 6.5g
　　　　　钠 397.9mg

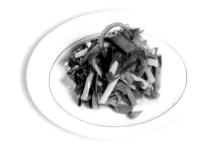

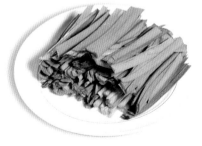

沙葱

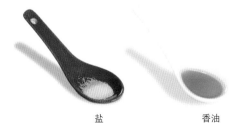

盐　　　　　　　　　　香油

蔬菜

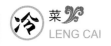
蔬菜

凉拌折耳根（川菜）

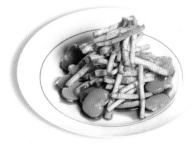

主 辅 料 折耳根 30.0g 蚕豆 30.0g 蒜 3.0g

调 味 料 盐 1.0g 红油 6.0g 白糖 0.7g 酱油 2.7g 米醋 3.4g 味精 1.3g
花椒粉 0.2g

营养成分 能量 735.6kJ 蛋白质 8.1g 脂肪 6.3g 碳水化合物 24.7g
钠 725.0mg

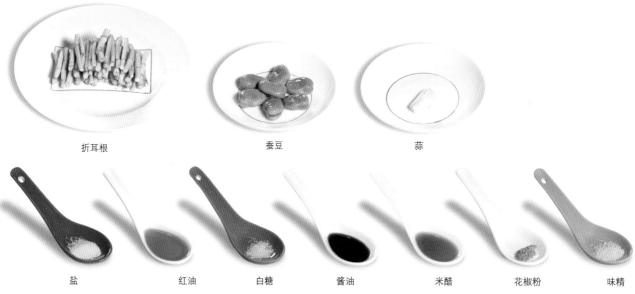

| 折耳根 | 蚕豆 | 蒜 |

| 盐 | 红油 | 白糖 | 酱油 | 米醋 | 花椒粉 | 味精 |

凉皮（西北菜）

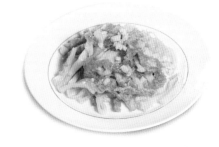

主 辅 料 凉皮 25.0g 黄瓜 5.0g 胡萝卜 3.0g 面筋 15.0g 蒜 2.0g

调 味 料 红油 3.0g 白糖 2.0g 陈醋 6.7g

营养成分 能量 640.3kJ 蛋白质 4.5g 脂肪 3.1g 碳水化合物 27.1g
钠 63.4mg

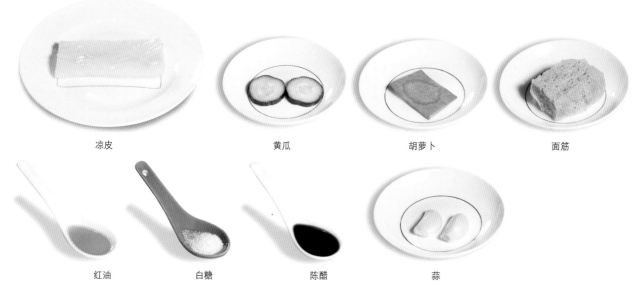

| 凉皮 | 黄瓜 | 胡萝卜 | 面筋 |

| 红油 | 白糖 | 陈醋 | 蒜 |

蔬菜

糯米藕（鲁菜）

主 辅 料　藕 100.0g　糯米 25.0g

调 味 料　冰糖 25.0g

营养成分　能量 958.5kJ　蛋白质 3.0g　脂肪 0.4g　碳水化合物 55.9g
　　　　　钠 35.4mg

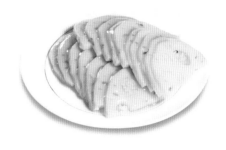

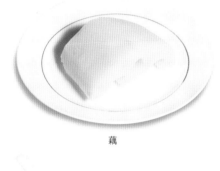

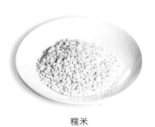

藕　　　　　　　　　　糯米

冰糖 ×3

青岛凉粉（鲁菜）

主 辅 料　干石花菜 50.0g　榨菜 1.0g　虾米 0.6g　香菜 0.6g　胡萝卜 0.6g
　　　　　蒜 1.2g

调 味 料　盐 0.5g　香油 0.5g　酱油 3.0g　米醋 5.7g　蚝油 5.0g　味精 0.4g

营养成分　能量 142.6kJ　蛋白质 2.2g　脂肪 0.6g　碳水化合物 12.0g
　　　　　钠 761.6mg

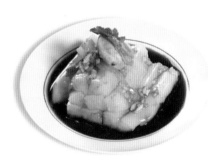

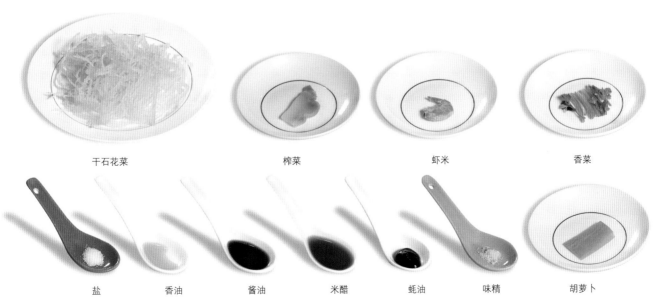

干石花菜　　　　　　榨菜　　　　　　虾米　　　　　　香菜

盐　　　香油　　　酱油　　　米醋　　　蚝油　　　味精　　　胡萝卜

蔬菜

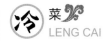
四川泡菜（川菜）

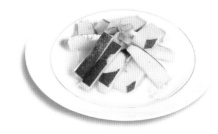

主 辅 料　红皮萝卜50.0g　姜2.5g

调 味 料　盐0.4g　红油3.0g　冰糖3.0g　白酒1.3g　干红辣椒3.8g
　　　　　花椒0.8g　草果0.8g　八角0.8g　桂皮0.8g

营养成分　能量291.4kJ　蛋白质1.2g　脂肪3.5g　碳水化合物8.4g
　　　　　钠191.9mg

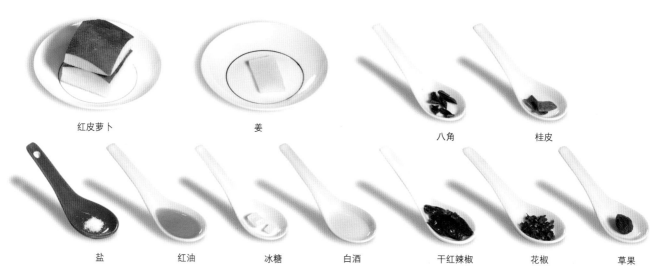

红皮萝卜　　　　　　姜　　　　　　　八角　　　　桂皮

盐　　　红油　　　冰糖　　　白酒　　　干红辣椒　　　花椒　　　草果

山东白菜（鲁菜）

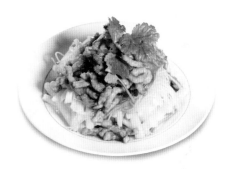

主 辅 料　白菜85.0g　猪瘦肉40.0g　粉丝10.0g　香菜3.0g

调 味 料　盐0.6g　香油1.0g　白糖8.0g　米醋8.0g　酱油5.0g　鸡粉2.0g

营养成分　能量1088.3kJ　蛋白质7.2g　脂肪16.0g　碳水化合物22.9g
　　　　　钠1033.5mg

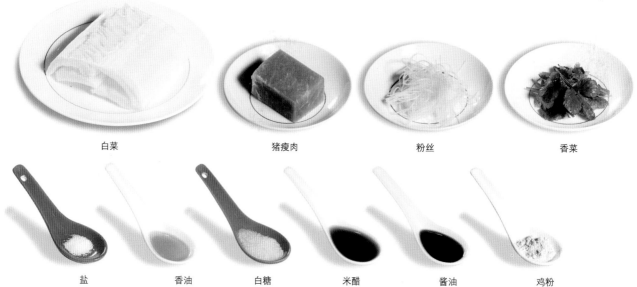

白菜　　　　　　猪瘦肉　　　　　粉丝　　　　　香菜

盐　　　香油　　　白糖　　　米醋　　　酱油　　　鸡粉

珊瑚蓑衣黄瓜（家常菜）

主 辅 料　黄瓜 100.0g　葱 10.0g　姜 3.3g

调 味 料　盐 1.0g　大豆油 6.0g　白糖 6.7g　白醋 16.0g　干红辣椒 3.3g

营养成分　能量 453.7kJ　蛋白质 1.7g　脂肪 6.7g　碳水化合物 11.9g
　　　　　钠 433.1mg

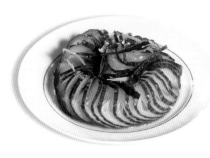

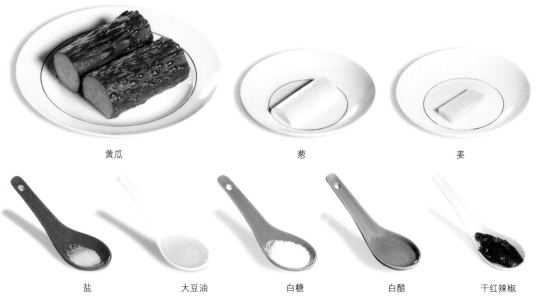

黄瓜　　　　　　　　　　葱　　　　　　　　　　姜

盐　　　　大豆油　　　　白糖　　　　白醋　　　干红辣椒

酸辣瓜条（西北菜）

主 辅 料　黄瓜 100.0g　红辣椒 4.1g　蒜 1.3g

调 味 料　盐 0.2g　红油 3.0g　白糖 1.2g　香油 1.7g　酱油 1.8g　米醋 17.2g

营养成分　能量 363.4kJ　蛋白质 2.5g　脂肪 5.4g　碳水化合物 8.9g
　　　　　钠 237.3mg

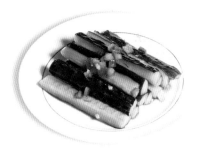

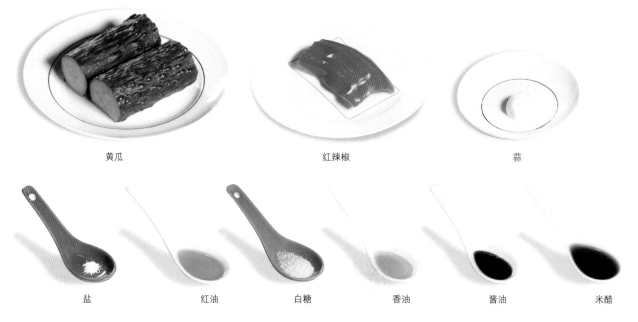

黄瓜　　　　　　　　　　红辣椒　　　　　　　　蒜

盐　　　　红油　　　　白糖　　　　香油　　　酱油　　　米醋

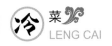
蔬菜

酸辣蕨根粉（湘鄂菜）

主 辅 料　蕨根粉 100.0g　豆豉 20.0g　香葱 6.7g　姜 6.7g　青辣椒 2.0g
　　　　　百合 4.0g　蒜 2.0g　红辣椒 2.0g

调 味 料　盐 0.8g　酱油 9.1g　料酒 5.3g　米醋 10.5g　味精 0.5g
　　　　　花椒 1.2g　枸杞 0.4g

营养成分　能量 1998.5kJ　蛋白质 8.1g　脂肪 7.3g　碳水化合物 96.2g
　　　　　钠 3612.9mg

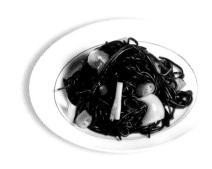

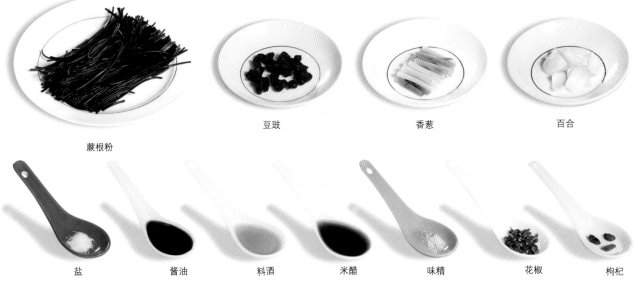

蕨根粉　　　　豆豉　　　　香葱　　　　百合

盐　　　酱油　　　料酒　　　米醋　　　味精　　　花椒　　　枸杞

香辣卤藕片（湘鄂菜）

主 辅 料　脆藕 50.0g　姜 4.0g

调 味 料　盐 1.5g　辣子油 3.0g　白糖 3.0g　红腐乳汁 5.0g　老抽 2.0g
　　　　　干红辣椒 2.0g　香叶 0.4g　甘草 1.2g　草果 1.4g　花椒 1.5g
　　　　　八角 2.0g　桂皮 2.0g　陈皮 1.0g

营养成分　能量 369.9kJ　蛋白质 2.0g　脂肪 4.0g　碳水化合物 13.4g
　　　　　钠 873.2mg

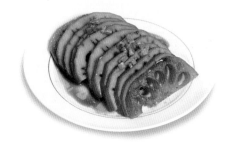

蔬菜

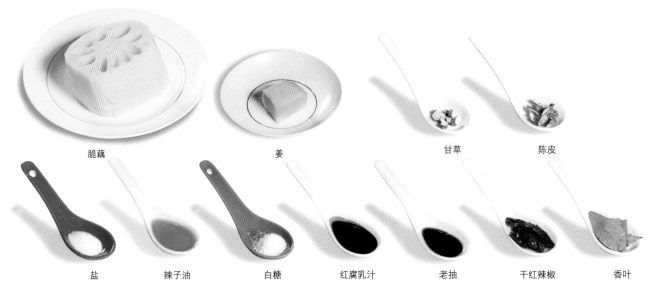

脆藕　　　　　姜　　　　　甘草　　　　陈皮

盐　　　辣子油　　　白糖　　　红腐乳汁　　　老抽　　　干红辣椒　　　香叶

油焖香菇（鲁菜）

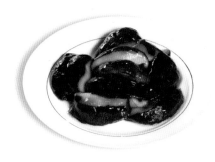

主　辅　料　金钱菇 50.0g

调　味　料　盐 0.2g　白糖 1.7g　酱油 3.3g　料酒 0.8g　味精 0.3g
　　　　　　淀粉 5.0g

营养成分　能量 702.1kJ　蛋白质 9.3g　脂肪 0.7g　碳水化合物 39.2g
　　　　　　钠 343.7mg

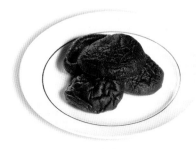

金钱菇

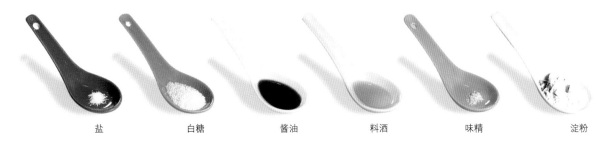

盐　　　　　白糖　　　　　酱油　　　　　料酒　　　　　味精　　　　　淀粉

凉拌腐竹（家常菜）

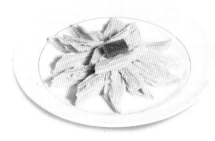

主　辅　料　腐竹 50.0g　胡萝卜 5.0g　彩椒 5.0g

调　味　料　盐 1.5g　香油 4.0g　白糖 2.0g

营养成分　能量 1190.9kJ　蛋白质 27.2g　脂肪 17.6g　碳水化合物 6.8g
　　　　　　钠 607.2mg

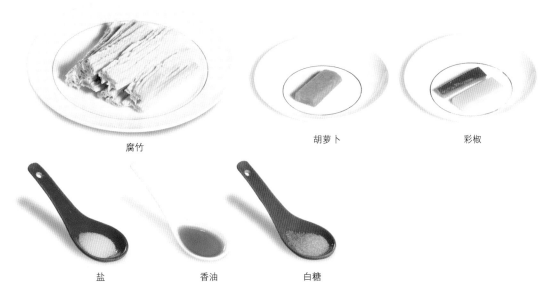

腐竹　　　　　　　　　胡萝卜　　　　　　彩椒

盐　　　　　香油　　　　　白糖

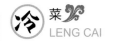

冷 菜 Y
LENG CAI

豆制品

素烧鸭（淮扬菜）

主 辅 料　油豆皮 20.0g　葱 10.0g　姜 6.0g

调 味 料　盐 1.0g　大豆油 3.4g　白糖 5.0g　酱油 8.0g

营养成分　能量 653.5kJ　蛋白质 11.2g　脂肪 8.1g　碳水化合物 10.7g
　　　　　　钠 949.0mg

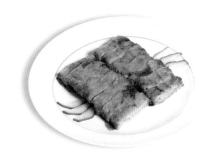

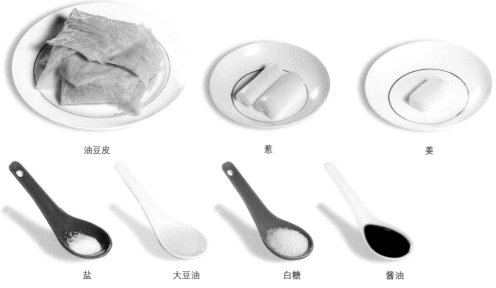

油豆皮　　　　　　　　葱　　　　　　　　姜

盐　　　　　大豆油　　　　　白糖　　　　　酱油

烫干丝（淮扬菜）

主 辅 料　豆腐皮 100.0g　虾米 6.0g

调 味 料　盐 1.0g　香油 3.9g　酱油 6.7g

营养成分　能量 2062.8kJ　蛋白质 52.8g　脂肪 27.0g　碳水化合物 14.1g
　　　　　　钠 879.9mg

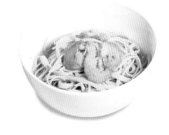

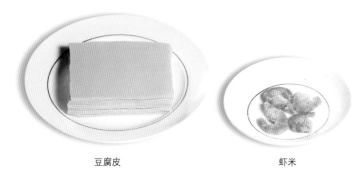

豆腐皮　　　　　　　　虾米

豆制品

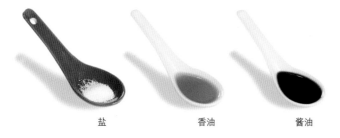

盐　　　　　香油　　　　　酱油

五香豆腐丝（家常菜）

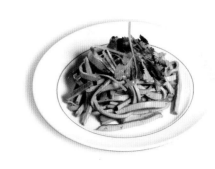

主 辅 料　豆腐干 20.0g

调 味 料　盐 0.2g　香油 2.8g　酱油 3.0g

营养成分　能量 495.0kJ　蛋白质 10.6g　脂肪 7.4g　碳水化合物 3.2g
　　　　　钠 287.4mg

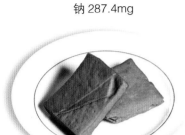

豆腐干

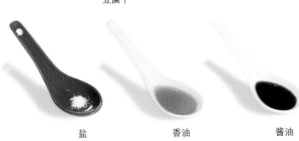

盐　　　　　　香油　　　　　酱油

冷菜

荤菜

水产类

五香熏鲅鱼（鲁菜）

主 辅 料　鲅鱼肉 100.0g

调 味 料　白糖 3.4g　酱油 0.5g　老抽 0.2g　五香粉 0.7g　桂皮 2.4g
　　　　　八角 0.4g　香叶 0.5g

营养成分　能量 571.3kJ　蛋白质 21.3g　脂肪 3.6g　碳水化合物 6.0g
　　　　　钠 122.8mg

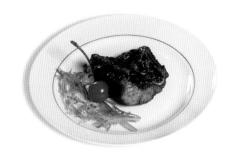

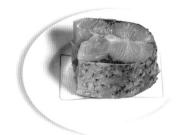

鲅鱼肉

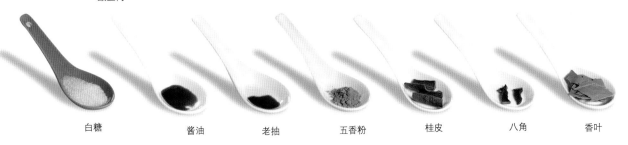

白糖　　　　酱油　　　　老抽　　　　五香粉　　　桂皮　　　　八角　　　　香叶

五香熏鱼（淮扬菜）

主 辅 料　草鱼肉 100.0g　蒜 3.0g　姜 3.0g　葱 3.0g

调 味 料　盐 0.2g　大豆油 15.0g　白糖 6.8g　酱油 8.0g　料酒 6.7g
　　　　　红醋 1.0g　五香粉 0.9g

营养成分　能量 1932.0kJ　蛋白质 25.0g　脂肪 32.2g　碳水化合物 19.7g
　　　　　钠 1946.2mg

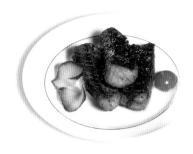

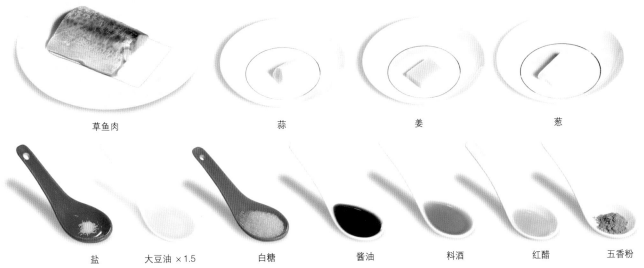

草鱼肉　　　　　　蒜　　　　　　　姜　　　　　　　葱

盐　　　大豆油 ×1.5　　白糖　　　　酱油　　　料酒　　　红醋　　　五香粉

水产类

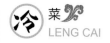
水产类

腐卤炝虾（淮扬菜）

主 辅 料	河虾（可食部分）43.0g　姜 3.3g
调 味 料	盐 1.9g　香油 6.4g　白糖 5.1g　南乳 15.4g　白胡椒粉 0.3g 高度白酒 15.2g　料酒 1.5g
营养成分	能量 781.0kJ　蛋白质 9.0g　脂肪 8.7g　碳水化合物 6.9g 钠 1286.3mg

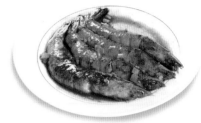

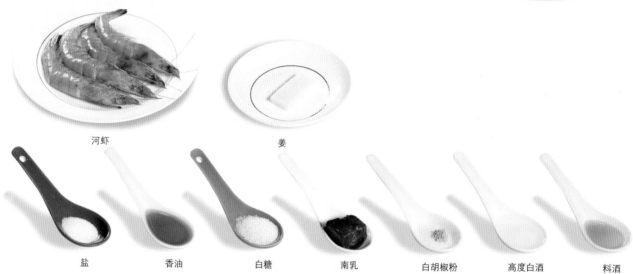

河虾　　　　　　姜

盐　　　香油　　　白糖　　　南乳　　白胡椒粉　高度白酒　　料酒

白菜蛰皮（鲁菜）

主 辅 料	蛰皮 80.0g　白菜 100.0g　蒜 15.0g　香菜 5.0g
调 味 料	盐 1.0g　香油 3.9g　白糖 1.8 g　米醋 2.1g　味精 0.5g
营养成分	能量 438.0kJ　蛋白质 5.0g　脂肪 4.3g　碳水化合物 12.6g 钠 743.1mg

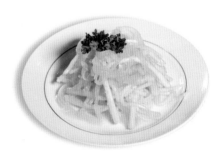

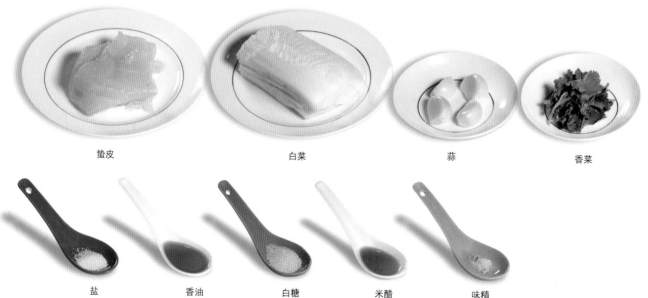

蛰皮　　　　　　白菜　　　　　　蒜　　　　　　香菜

盐　　　香油　　　白糖　　　米醋　　　味精

水产类

葱拌八带（鲁菜）

主 辅 料　八带 25.0g　香葱 32.0g

调 味 料　盐 1.2g　香油 2.0g　酱油 4.4g　米醋 1.2g

营养成分　能量 296.0kJ　蛋白质 5.9g　脂肪 2.2g　碳水化合物 7.0g
　　　　　钠 794.4mg

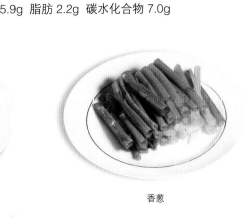

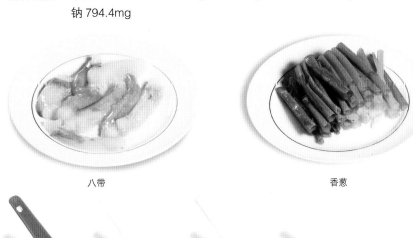

八带　　　　　　　　　　　　　　香葱

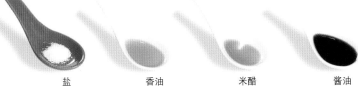

盐　　　　　香油　　　　　米醋　　　　　酱油

葱油罗皮（淮扬菜）

主 辅 料　海蜇皮 80.0g　葱 12.0g

调 味 料　盐 2.0g　大豆油 13.0g　白糖 5.2g　酱油 25.7g　料酒 16.0g
　　　　　米醋 7.3g

营养成分　能量 851.0kJ　蛋白质 5.4g　脂肪 13.3g　碳水化合物 15.5g
　　　　　钠 2885.8mg

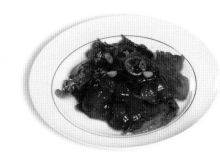

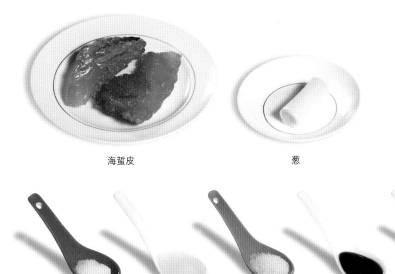

海蜇皮　　　　　　　　　葱

盐　　　大豆油×2　　　白糖　　　酱油　　　料酒　　　米醋

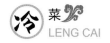

黄瓜拌螺头（鲁菜）

主 辅 料　海螺（可食部分）55.0g　黄瓜 80.0g

调 味 料　盐 0.2g　香油 1.5g　酱油 10.0g　蚝油 2.3g　陈醋 2.9g
　　　　　干红辣椒 2.5g

营养成分　能量 467.3kJ　蛋白质 13.4g　脂肪 2.5g　碳水化合物 14.0g
　　　　　钠 1021.8mg

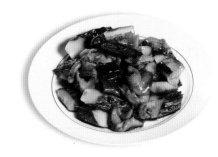

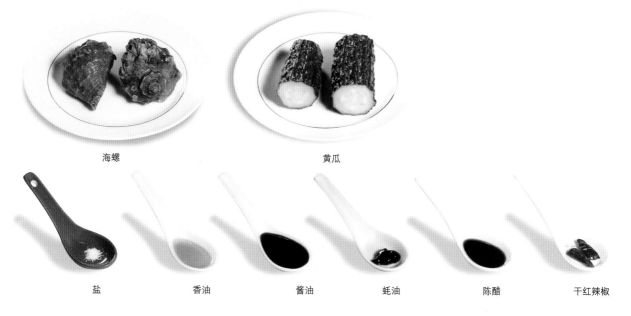

海螺　　　　　　　　　　黄瓜

盐　　　　香油　　　　酱油　　　　蚝油　　　　陈醋　　　　干红辣椒

老醋蛰头（鲁菜）

主 辅 料　蛰头 90.0g　黄瓜 70.0g

调 味 料　盐 0.8g　香油 2.0g　白糖 8.6g　蚝油 6.0g　陈醋 6.0g

营养成分　能量 562.1kJ　蛋白质 6.4g　脂肪 2.4g　碳水化合物 30.5g
　　　　　钠 1023.9mg

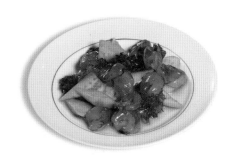

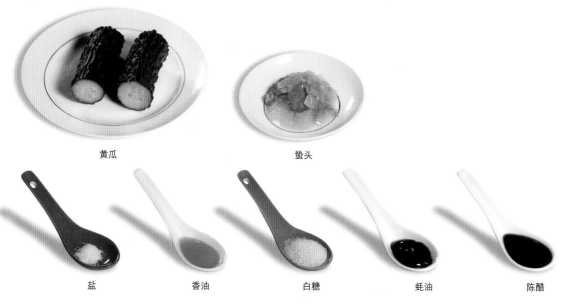

黄瓜　　　　　　　　　　蛰头

盐　　　　香油　　　　白糖　　　　蚝油　　　　陈醋

捞汁鸟贝（鲁菜）

主 辅 料　鸟贝（可食部分）20.4g　黄瓜 40.0g　洋葱 20.0g　小米辣 6.7g
　　　　　香菜 6.7g　蒜 6.7g

调 味 料　酱油 5.0g

营养成分　能量 261.2kJ　蛋白质 5.3g　脂肪 1.1g　碳水化合物 9.8g
　　　　　钠 406.4mg

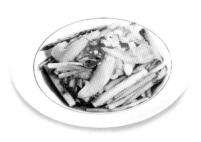

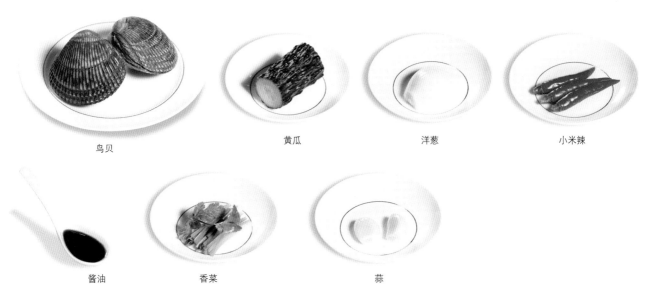

鸟贝　　　　　　　　黄瓜　　　　　　　　洋葱　　　　　　　　小米辣

酱油　　　　　　　　香菜　　　　　　　　蒜

温拌活海参（鲁菜）

主 辅 料　活海参 100.0g　尖椒 10.0g　洋葱 10.0g　香菜 10.0g

调 味 料　香油 2.0g　白糖 2.0g　酱油 5.4g　蚝油 2.5g　米醋 1.9g

营养成分　能量 591.1kJ　蛋白质 18.9g　脂肪 3.5g　碳水化合物 17.1g
　　　　　钠 1003.4mg

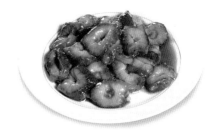

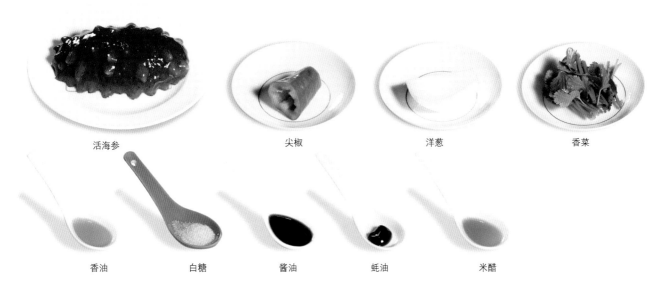

活海参　　　　　　　尖椒　　　　　　　　洋葱　　　　　　　　香菜

香油　　　　　　白糖　　　　　　酱油　　　　　蚝油　　　　　米醋

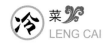
水产类

香葱拌海虹（鲁菜）

主 辅 料　海虹肉 41.0g　香葱 10.0g

调 味 料　盐 0.4g　香油 1.0g　白糖 1.6g　酱油 1.6g　米醋 2.8g

营养成分　能量 203.5kJ　蛋白质 4.6g　脂肪 1.5g　碳水化合物 4.2g
　　　　　钠 447.5mg

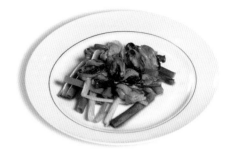

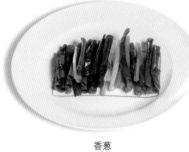
香葱

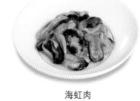
海虹肉

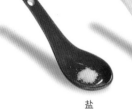
盐

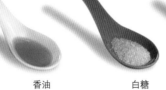
香油　　白糖

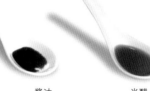
酱油　　米醋

脆皮烧肉（粤菜）

主 辅 料　五花肉 110.0g

调 味 料　盐 2.0g　大豆油 1.0g　五香粉 2.0g　小苏打 1.3g　橙红色素 0.1g

营养成分　能量 1855.9kJ　蛋白质 14.7g　脂肪 43.2g　碳水化合物 2.7g
　　　　　钠 852.1mg

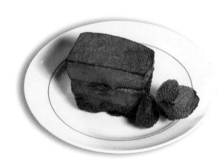

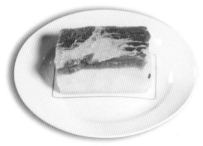
五花肉

猪类

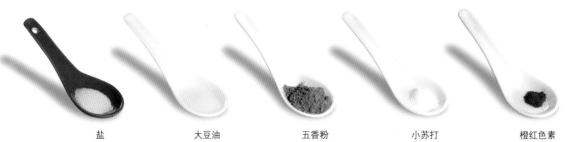
盐　　　　大豆油　　　五香粉　　　小苏打　　　橙红色素

红油猪耳（湘鄂菜）

主 辅 料　猪耳 25.0g　青辣椒 2.5g　葱 10.0g　香菜 1.0g　蒜 2.0g
　　　　　红辣椒 2.5g

调 味 料　盐 0.6g　红辣椒油 2.4g　白糖 4.5g　生抽 2.0g　料酒 8.0g
　　　　　米醋 4.0g　八角 4.0g　花椒 4.0g　熟白芝麻 8.0g

营养成分　能量 602.3kJ　蛋白质 7.2g　脂肪 8.7g　碳水化合物 10.3g
　　　　　钠 413.7mg

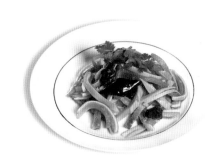

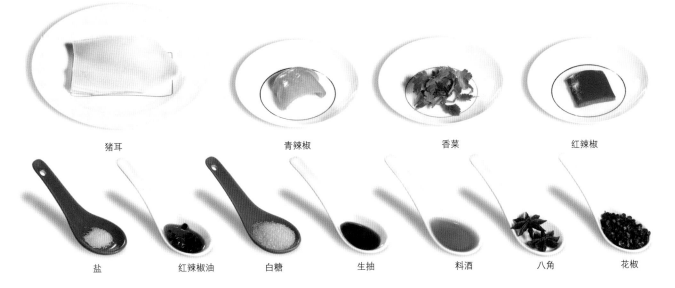

猪耳　　　　　　　　青辣椒　　　　　　　　香菜　　　　　　　　红辣椒

盐　　　红辣椒油　　　白糖　　　　生抽　　　　料酒　　　　八角　　　　花椒

凉拌猪耳（家常菜）

主 辅 料　猪耳 25.0g　洋葱 7.0g

调 味 料　盐 0.9g　红油 1.0g　白糖 1.4g　蒸鱼豉油 1.4g　味精 0.3g

营养成分　能量 267.6kJ　蛋白质 5.1g　脂肪 3.8g　碳水化合物 2.4g
　　　　　钠 495.3mg

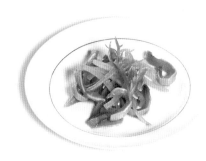

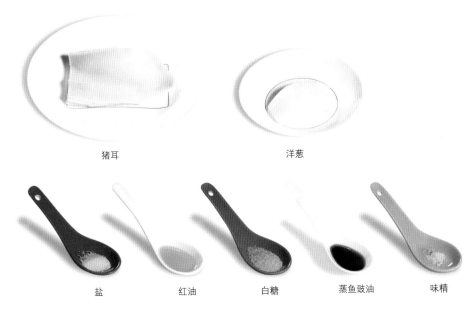

猪耳　　　　　　　　　　洋葱

盐　　　　红油　　　　白糖　　　蒸鱼豉油　　　味精

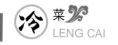
猪类

蜜汁叉烧（粤菜）

主 辅 料　猪颈肉 50.0g

调 味 料　盐 0.1g　麦芽糖 3.0g　酱油 2.7g　红糖 1.0g　叉烧酱 10.0g

营养成分　能量 1355.0kJ　蛋白质 5.6g　脂肪 30.9g　碳水化合物 5.8g
　　　　　钠 854.3mg

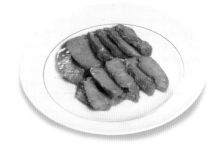

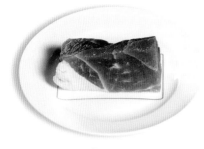

猪颈肉

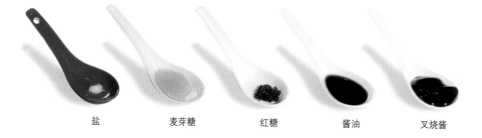

盐　　　　麦芽糖　　　红糖　　　酱油　　　叉烧酱

肉丝拉皮（鲁菜）

主 辅 料　大拉皮 80.0g　黄瓜 7.0g　胡萝卜 4.0g　蛋皮 5.4g　木耳 25.0g
　　　　　猪瘦肉 25.0g　蒜 6.0g

调 味 料　盐 1.5g　大豆油 8.0g　米醋 8.3g　芝麻酱 5.0g　香油 0.9g

营养成分　能量 2139.5kJ　蛋白质 6.4g　脂肪 21.4g　碳水化合物 74.1g
　　　　　钠 643.1mg

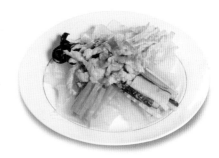

大拉皮　　　　　蛋皮　　　　　猪瘦肉　　　　木耳

猪类

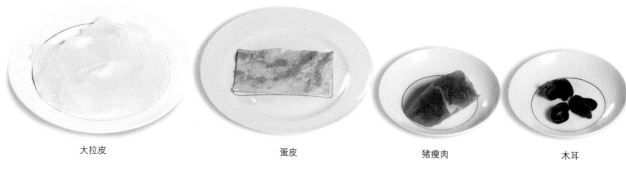

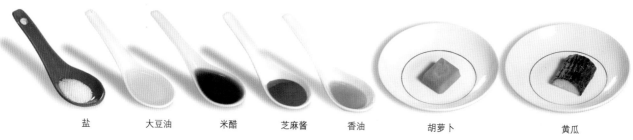

盐　　大豆油　　米醋　　芝麻酱　　香油　　　胡萝卜　　　黄瓜

水晶肴肉（淮扬菜）

主 辅 料　猪蹄 100.0g　葱 1.0g　姜 1.5g

调 味 料　盐 1.5g　白糖 2.5g　料酒 2.5g

营养成分　能量 699.0kJ　蛋白质 13.6g　脂肪 11.3g　碳水化合物 2.7g
　　　　　钠 657.3mg

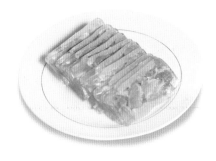

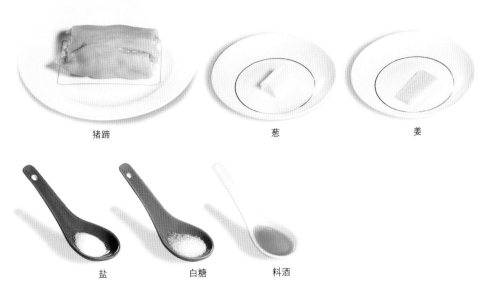

猪蹄　　　　　　　葱　　　　　　　姜

盐　　　　　　白糖　　　　　料酒

沙姜猪蹄（粤菜）

主 辅 料　猪蹄 80.0g　姜 1.0g

调 味 料　大豆油 2.0g　白糖 3.0g　生抽 2.6g　沙姜粉 5.3g　熟白芝麻 1.0g

营养成分　能量 712.9kJ　蛋白质 11.6g　脂肪 11.5g　碳水化合物 5.1g
　　　　　钠 1317.5mg

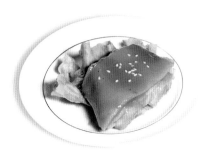

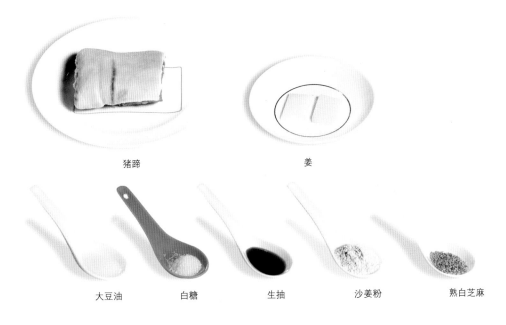

猪蹄　　　　　　　　　　　姜

大豆油　　　　白糖　　　　生抽　　　　沙姜粉　　　熟白芝麻

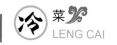
猪 类

蒜泥白肉（川菜）

主 辅 料　五花肉 60.0g　蒜 7.5g

调 味 料　红油 1.5g　酱油 10.0g　香油 1.4g　味精 0.3g

营养成分　能量 1198.4kJ　蛋白质 9.2g　脂肪 25.1g　碳水化合物 6.0g
　　　　　钠 752.6mg

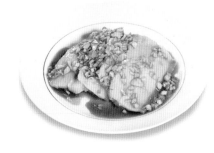

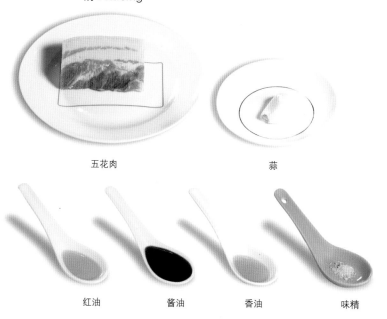

五花肉　　　　　　　　　蒜

红油　　　酱油　　　香油　　　味精

夫妻肺片（川菜）

主 辅 料　牛肉 50.0g　牛杂 50.0g　芹菜 10.0g　盐酥花生仁 10.0g

调 味 料　盐 0.4g　红油 11.7g　酱油 4.8g　芝麻粉 2.3g　味精 1.9g
　　　　　花椒粉 0.7g

营养成分　能量 1217.2kJ　蛋白质 22.3g　脂肪 20.8g　碳水化合物 5.7g
　　　　　钠 749.5mg

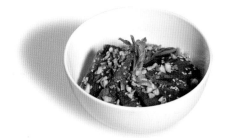

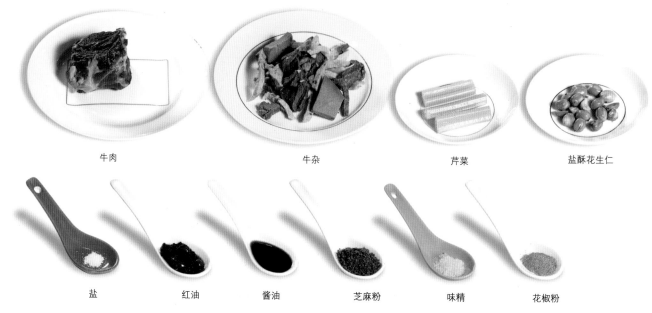

牛肉　　　　　　　牛杂　　　　　　芹菜　　　　盐酥花生仁

牛羊类

盐　　　红油　　　酱油　　　芝麻粉　　　味精　　　花椒粉

酱牛肉（鲁菜）

主 辅 料 牛腱子肉 60.0g 葱 10.0g 姜 4.0g

调 味 料 盐 1.0g 酱油 2.0g 料酒 15.0g 八角 0.2g 陈皮 2.0g
白芷 2.0g 草果 2.0g

营养成分 能量 340.8kJ 蛋白质 14.2g 脂肪 2.1g 碳水化合物 1.7g
钠 622.8mg

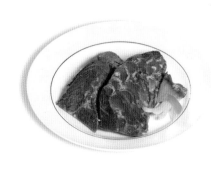

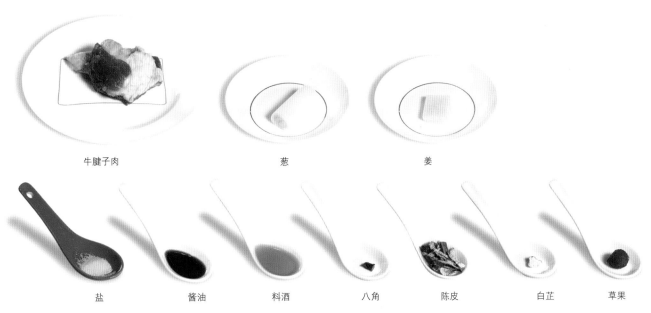

牛腱子肉　　　　　　　　葱　　　　　　　　　　姜

盐　　　　　酱油　　　　料酒　　　　八角　　　　陈皮　　　　白芷　　　　草果

手撕牛肉（西北菜）

主 辅 料 牛瓜条 80.0g

调 味 料 盐 1.0g 鸡粉 2.0g 白胡椒粉 2.0g 干红辣椒 2.0g

营养成分 能量 471.3kJ 蛋白质 19.0g 脂肪 2.7g 碳水化合物 3.6g
钠 804.4mg

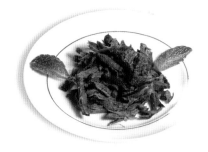

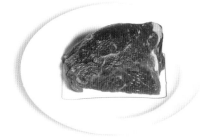

牛瓜条

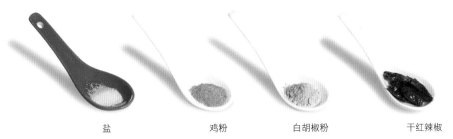

盐　　　　　　鸡粉　　　　　白胡椒粉　　　　干红辣椒

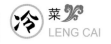

禽类

白切鸡（粤菜）

主 辅 料　三黄鸡肉 70.0g　香葱 5.0g　姜 5.0g　香菜 6.0g

调 味 料　盐 1.5g　花生油 5.0g　香油 2.0g　料酒 7.0g　黄姜粉 0.1g

营养成分　能量 779.1kJ　蛋白质 13.8g　脂肪 13.6g　碳水化合物 2.2g
　　　　　钠 656.7mg

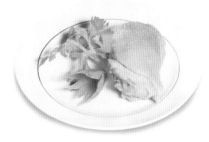

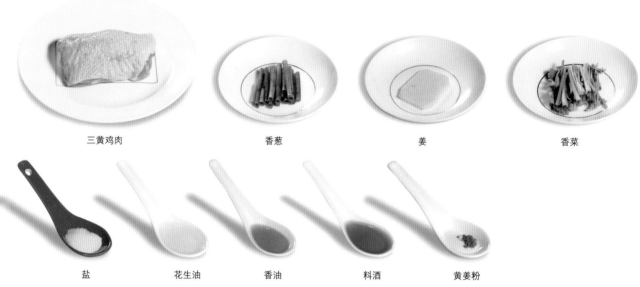

三黄鸡肉　　香葱　　姜　　香菜

盐　花生油　香油　料酒　黄姜粉

怪味鸡丝（川菜）

主 辅 料　鸡胸肉 35.0g　葱 6.0g　姜 1.7g

调 味 料　盐 0.5g　香油 4.3g　白糖 1.6g　酱油 2.4g　芝麻酱 3.5g
　　　　　红油 3.0g　料酒 3.5g　米醋 3.0g　味精 0.4g　白芝麻 0.3g
　　　　　花椒粉 0.2g

营养成分　能量 635.2kJ　蛋白质 8.1g　脂肪 11.1g　碳水化合物 5.1g
　　　　　钠 424.2mg

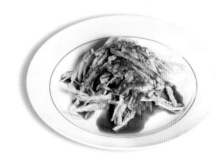

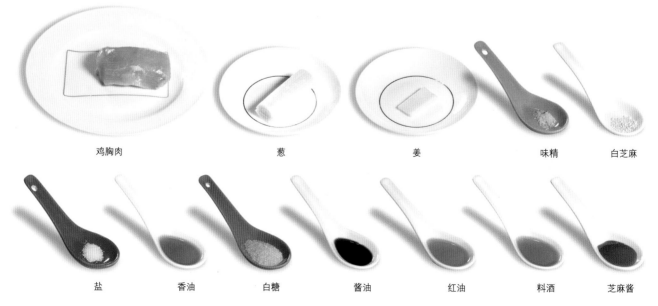

鸡胸肉　　葱　　姜　　味精　　白芝麻

盐　香油　白糖　酱油　红油　料酒　芝麻酱

禽类

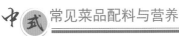

口水鸡（川菜）

主 辅 料　三黄鸡腿 113.0g　葱 12.0g　熟花生米 20.0g　香菜 1.6g

调 味 料　盐 0.4g　红油 10.0g　白糖 1.4g　酱油 3.5g　熟白芝麻 2.0g
香油 1.0g　芝麻酱 10.0g　料酒 6.0g　花椒粉 2.0g　味精 0.3g

营养成分　能量 1711.7kJ　蛋白质 25.0g　脂肪 30.6g　碳水化合物 11.2g
钠 460.9mg

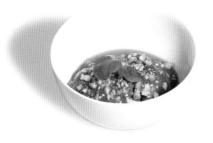

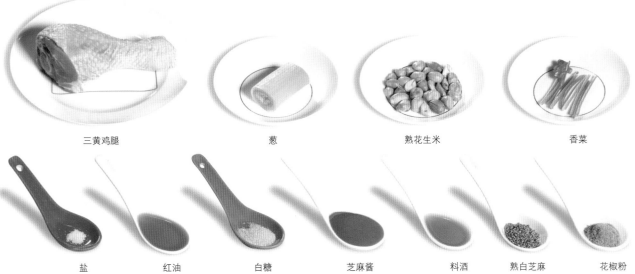

三黄鸡腿　　　　葱　　　　熟花生米　　　　香菜

盐　　　红油　　　白糖　　　芝麻酱　　　料酒　　　熟白芝麻　　　花椒粉

湘式凤爪（湘鄂菜）

主 辅 料　鸡爪 50.0g　柠檬 5.0g　红辣椒 1.7g　青辣椒 2.5g　洋葱 1.4g

调 味 料　盐 0.7g　大豆油 0.5g　生抽 1.0g　红油 0.5g　玫瑰露酒 1.3g
味精 0.4g　鸡粉 0.2g　鱼露 1.0g　料酒 1.5g　生粉 2.0g

营养成分　能量 433.7kJ　蛋白质 7.9g　脂肪 6.2g　碳水化合物 4.2g
钠 558.3mg

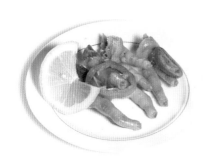

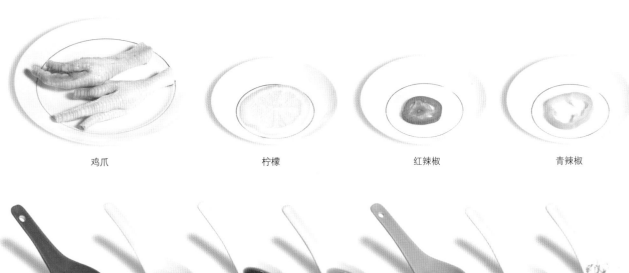

鸡爪　　　　柠檬　　　　红辣椒　　　　青辣椒

盐　　　大豆油　　　生抽　　　红油　　　味精　　　鸡粉　　　生粉

芥末鸭掌（鲁菜）

主 辅 料 去骨鸭掌 48.0g 葱白 30.0g 姜 1.0g

调 味 料 盐 1.4g 香油 1.0g 白糖 5.0g 芥末粉 5.0g 料酒 6.0g
白醋 4.0g

营养成分 能量 569.8kJ 蛋白质 14.6g 脂肪 3.5g 碳水化合物 11.8g
钠 606.9mg

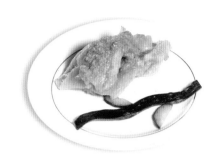

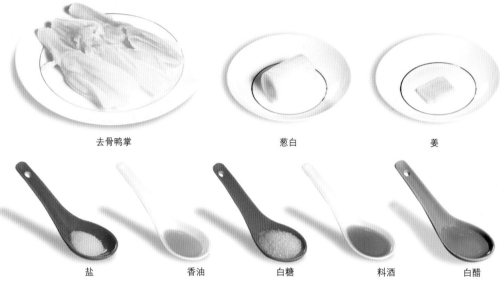

去骨鸭掌　　　　　　　　葱白　　　　　　　　姜

盐　　　　香油　　　　白糖　　　　料酒　　　　白醋

精武鸭脖（湘鄂菜）

主 辅 料 鸭脖 72.0g 葱 8.6g 姜 2.3g

调 味 料 盐 1.5g 老抽 4.0g 鸡粉 2.0g 味精 1.5g 白酒 10.3g
干红辣椒 2.0g 橙红色素 0.2g 八角 1.3g 山奈 3.0g
桂皮 1.0g 小茴香 0.4g 草果 4.3g 花椒 0.2g 丁香 0.1g
白豆蔻 1.7g 排草 1.1g 香叶 0.1g 砂仁 1.1g

营养成分 能量 521.1kJ 蛋白质 9.6g 脂肪 3.3g 碳水化合物 6.9g
钠 1396.8mg

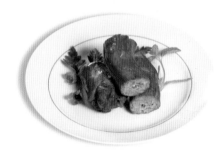

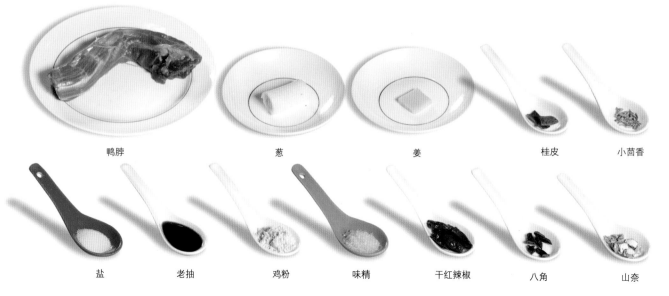

鸭脖　　　　　葱　　　　　姜　　　　桂皮　　小茴香

盐　　　　老抽　　　　鸡粉　　　　味精　　　干红辣椒　　　八角　　　山奈

烧鹅（粤菜）

主 辅 料 鹅肉 83.1g

调 味 料 盐 1.0g 大豆油 9.3g 白糖 0.6g 麦芽糖 8.0g 酸梅酱 10.0g
生抽 0.6g 米醋 3.3g 柱候酱 2.0g 沙姜粉 2.0g 五香粉 2.0g

营养成分 能量 1463.8kJ 蛋白质 15.4g 脂肪 27.4g 碳水化合物 13.7g
钠 683.9mg

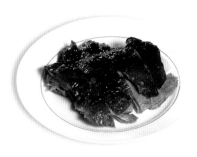

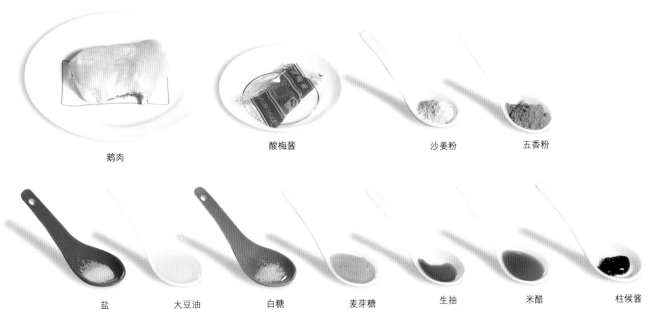

鹅肉　　　　　酸梅酱　　　　沙姜粉　　　　五香粉

盐　　大豆油　　白糖　　麦芽糖　　生抽　　米醋　　柱候酱

盐水鹅（淮扬菜）

主 辅 料 鹅肉 83.1g 葱 5.3g 姜 1.5g

调 味 料 盐 2.5g 花椒 1.5g 料酒 10.0 山奈 2.0g 白豆蔻 2.0g 小茴香 2.0g

营养成分 能量 896.0kJ 蛋白质 15.1g 脂肪 16.6g 碳水化合物 1.1g
钠 1057.8mg

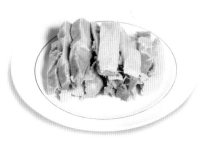

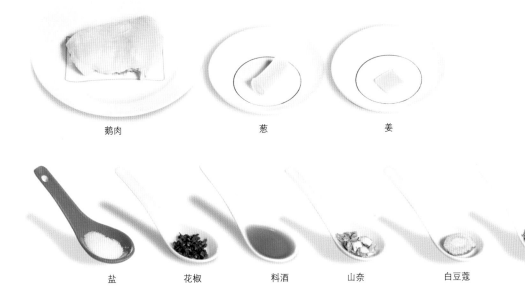

鹅肉　　　　　葱　　　　　姜

盐　　花椒　　料酒　　山奈　　白豆蔻　　小茴香

禽类

禽类

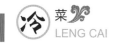
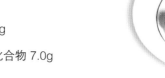

脆皮乳鸽（粤菜）

主 辅 料 乳鸽 66.0g　姜 2.0g　葱 5.0g

调 味 料 大豆油 7.3g　麦芽糖 6.8g　生抽 7.8g　米醋 6.8g

营养成分 能量 1192.1kJ　蛋白质 6.9g　脂肪 25.8g　碳水化合物 7.0g
　　　　　钠 865.4mg

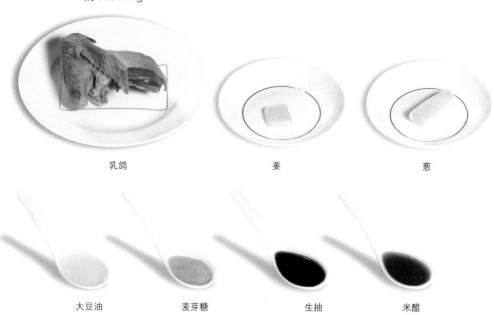

乳鸽　　　　　　　　　姜　　　　　　　　　　葱

大豆油　　　　　　麦芽糖　　　　　　生抽　　　　　　米醋

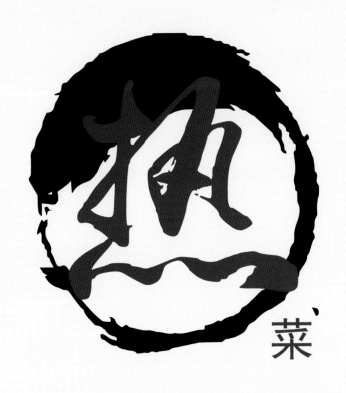

菜

—— 惟有美食不可辜负

热菜

素菜

彩椒南瓜丝（湘鄂菜）

主 辅 料　南瓜 100.0g 红彩椒 20.0g 黄彩椒 20.0g 蒜 4.0g

调 味 料　盐 2.0g 大豆油 3.0g 鸡粉 1.2g

营养成分　能量 274.8kJ 蛋白质 1.6g 脂肪 3.2g 碳水化合物 9.4g
　　　　　钠 1019.2mg

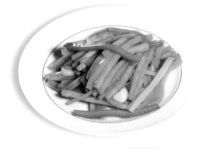

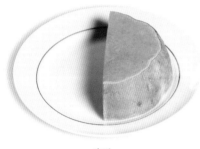

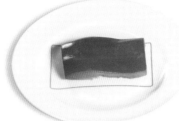

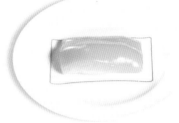

南瓜　　　　　　　　　　　红彩椒　　　　　　　　　　　黄彩椒

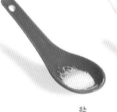

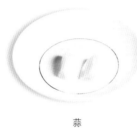

盐　　　　　　　大豆油　　　　　　鸡粉　　　　　　　蒜

醋溜土豆丝（家常菜）

主 辅 料　土豆 100.0g 青辣椒 10.0g

调 味 料　盐 1.0g 大豆油 5.0g 白醋 7.0g 鸡粉 0.1g

营养成分　能量 524.9kJ 蛋白质 2.2g 脂肪 5.3g 碳水化合物 17.8g
　　　　　钠 431.1mg

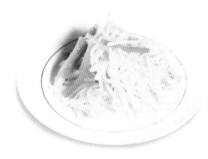

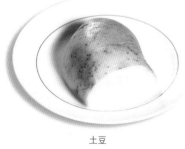

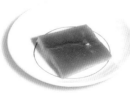

土豆　　　　　　　　　　　青辣椒

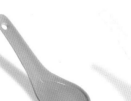

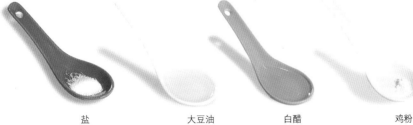

盐　　　　　　　大豆油　　　　　　白醋　　　　　　　鸡粉

蔬
菜

炒默福（西北菜）

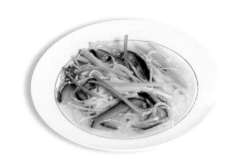

主 辅 料	干香菇 21.0g 冬笋 10.0g 金针菇 10.0g 芹菜 2.0g 姜 2.0g 香菜 2.0g
调 味 料	盐 0.9g 大豆油 6.0g 老抽 1.0g 白糖 1.0g 白胡椒粉 0.2g 淀粉 2.1g
营养成分	能量 549.5kJ 蛋白质 4.9g 脂肪 6.3g 碳水化合物 17.5g 钠 428.0mg

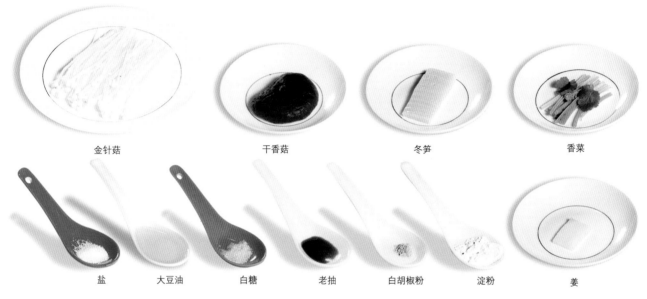

金针菇　　　　　　干香菇　　　　　　冬笋　　　　　　香菜

盐　　　大豆油　　　白糖　　　老抽　　白胡椒粉　　淀粉　　　　姜

炒茄子（鲁菜）

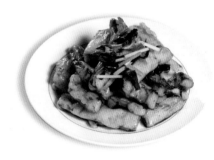

主 辅 料	茄子 100.0g 香菜 8.0g 蒜 5.0g
调 味 料	大豆油 8.0g 白糖 17.0g 酱油 5.0g 米醋 15.0g 澄面 11.0g 糯米粉 12.0g 干红辣椒 1.0g 生粉 12.0g
营养成分	能量 1266.6kJ 蛋白质 3.7g 脂肪 8.4g 碳水化合物 57.3g 钠 381.6mg

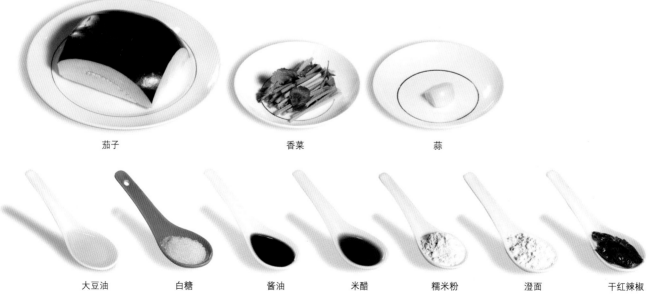

茄子　　　　　　　　香菜　　　　　　　蒜

大豆油　　　白糖　　　酱油　　　米醋　　糯米粉　　澄面　　干红辣椒

蔬
菜

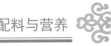

地三鲜（家常菜）

主 辅 料　土豆 50.0g　茄子 100.0g　青辣椒 33.3g　葱 3.3g　蒜 3.3g

调 味 料　盐 1.0g　色拉油 25.0g　白糖 1.0g　酱油 3.3g　淀粉 1.7g

营养成分　能量 1279.4kJ　蛋白质 3.2g　脂肪 25.3g　碳水化合物 20.4g
　　　　　钠 627.3mg

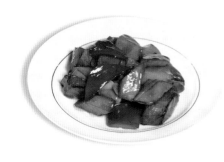

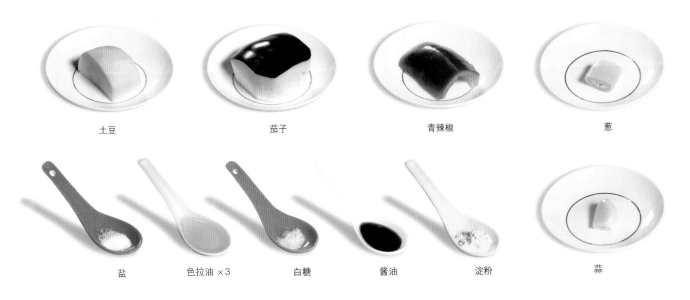

土豆　　　　　　　　茄子　　　　　　　　青辣椒　　　　　　　　葱

盐　　　　　色拉油 ×3　　　　白糖　　　　　酱油　　　　　淀粉　　　　　　蒜

反沙芋头（粤菜）

主 辅 料　芋头 100.0g　蒜 1.0g

调 味 料　大豆油 4.4g　白糖 4.0g　白醋 7.0g　淀粉 15.0g　面粉 23.0g

营养成分　能量 1025.4kJ　蛋白质 5.0g　脂肪 5.3g　碳水化合物 46.2g
　　　　　钠 22.9mg

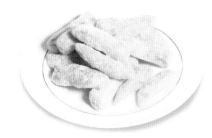

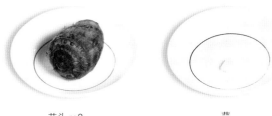

芋头 ×2　　　　　　　　　蒜

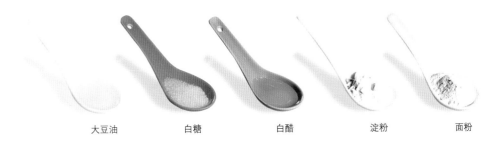

大豆油　　　　　白糖　　　　　白醋　　　　　淀粉　　　　　面粉

蔬菜

干煸四季豆（川菜）

主 辅 料　四季豆 62.5g　猪瘦肉 5.0g　碎米芽菜 7.0g

调 味 料　盐 0.4g　大豆油 11.0g　酱油 1.2g　香油 1.1g　料酒 1.9g
　　　　　味精 0.7g

营养成分　能量 599.2kJ　蛋白质 2.4g　脂肪 14.1g　碳水化合物 4.8g
　　　　　钠 502.8mg

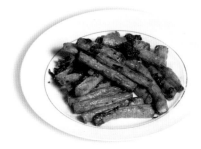

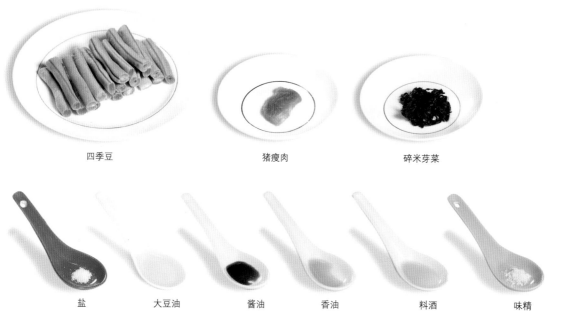

四季豆　　　　　　　　　猪瘦肉　　　　　　　　　碎米芽菜

盐　　　　大豆油　　　　酱油　　　　香油　　　　料酒　　　　味精

蚝油芦笋炒百合（粤菜）

主 辅 料　芦笋 25.0g　百合 8.3g　姜 0.8g

调 味 料　蚝油 1.7g　白胡椒粉 0.3g

营养成分　能量 83.4kJ　蛋白质 1.0g　脂肪 0.0g　碳水化合物 7.0g
　　　　　钠 80.6mg

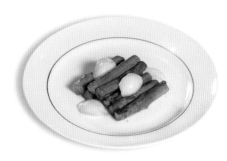

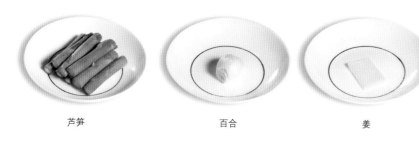

芦笋　　　　　　　　　百合　　　　　　　　　姜

蔬菜

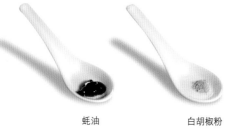

蚝油　　　　　白胡椒粉

蚝油西兰花（粤菜）

主 辅 料　西兰花 100.0g

调 味 料　盐 2.0g　大豆油 3.3g　白糖 2.0g　生抽 3.4g　蚝油 6.6g
　　　　　　生粉 1.7g

营养成分　能量 289.4kJ　蛋白质 3.9g　脂肪 3.9g　碳水化合物 17.3g
　　　　　　钠 1348.5mg

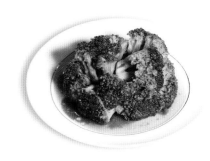

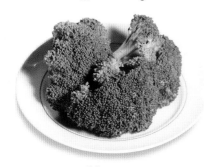

西兰花

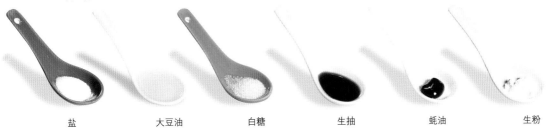

盐　　　　大豆油　　　　白糖　　　　生抽　　　　蚝油　　　　生粉

酱爆四季豆（家常菜）

主 辅 料　四季豆 50.0g　猪瘦肉 6.3g　葱 1.3g　姜 3.1g　蒜 0.4g

调 味 料　盐 0.1g　大豆油 10.0g　白糖 0.6g　黄豆酱 1.3g　味精 0.3g
　　　　　　料酒 0.1g

营养成分　能量 574.9kJ　蛋白质 2.2g　脂肪 12.6g　碳水化合物 4.5g
　　　　　　钠 120.1mg

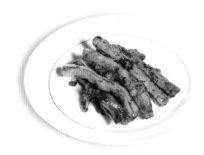

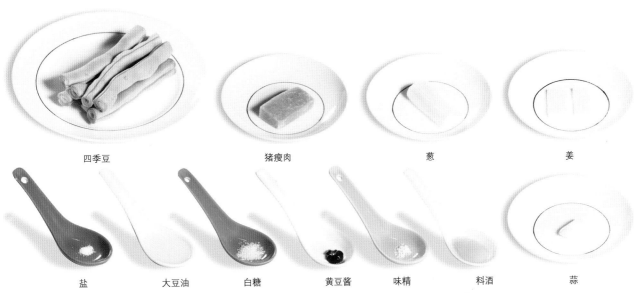

四季豆　　　　　　猪瘦肉　　　　　　葱　　　　　　姜

盐　　　大豆油　　　白糖　　　黄豆酱　　　味精　　　料酒　　　蒜

蔬菜

姜米菠菜（淮扬菜）

主 辅 料　菠菜 100.0g　姜 2.0g

调 味 料　盐 1.0g　大豆油 4.5g　味精 0.5g

营养成分　能量 220.6kJ　蛋白质 2.0g　脂肪 4.6g　碳水化合物 3.4g
　　　　　钠 879.6mg

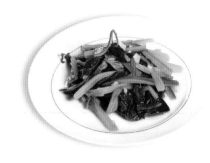

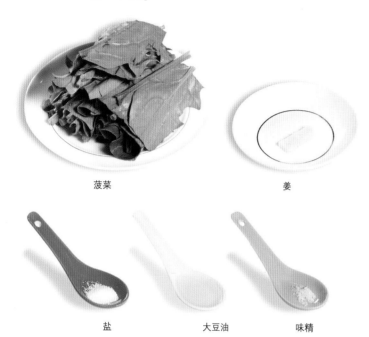

菠菜　　　　　　　　　　姜

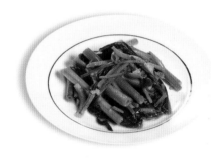

盐　　　　　大豆油　　　　味精

椒丝腐乳通菜（粤菜）

主 辅 料　空心菜 35.0g　青辣椒 6.7g　红辣椒 7.5g　蒜 2.5g

调 味 料　大豆油 2.5g　料酒 4.0g　南乳 3.3g

营养成分　能量 244.3kJ　蛋白质 2.5g　脂肪 3.8g　碳水化合物 6.7g
　　　　　钠 151.5mg

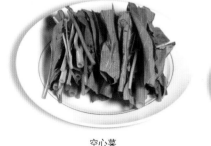

空心菜　　　　　　青辣椒　　　　　　红辣椒　　　　　　蒜

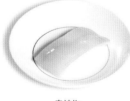

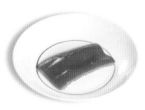

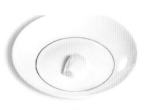

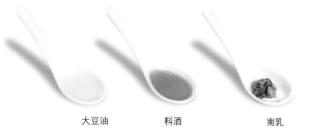

大豆油　　　　料酒　　　　南乳

蔬菜

韭香银芽（淮扬菜）

主 辅 料　绿豆芽 50.0g　韭菜 10.0g

调 味 料　盐 0.3g　大豆油 10.0g

营养成分　能量 428.2kJ　蛋白质 1.3g　脂肪 10.1g　碳水化合物 1.9g
　　　　　钠 121.5mg

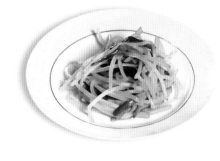

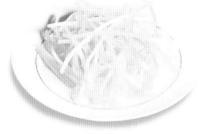

绿豆芽

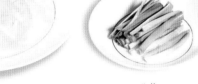

韭菜

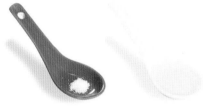

盐　　　　　　大豆油

姜汁扁豆（家常菜）

主 辅 料　扁豆 50.0g　姜 10.0g

调 味 料　盐 1.0g　香油 2.5g

营养成分　能量 823.3kJ　蛋白质 12.8g　脂肪 2.8g　碳水化合物 32.0g
　　　　　钠 395.8mg

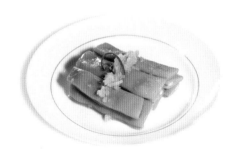

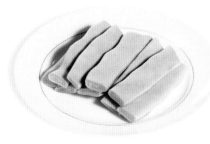

扁豆

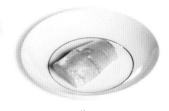

姜

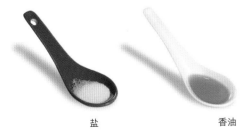

盐　　　　　　香油

蔬菜

开水白菜（川菜）

主 辅 料 白菜心 50.0g

调 味 料 盐 0.5g 白胡椒粉 0.3g 料酒 2.5g

营养成分 能量 30.7kJ 蛋白质 0.5g 脂肪 0.1g 碳水化合物 1.7g
钠 223.3mg

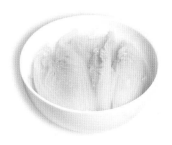

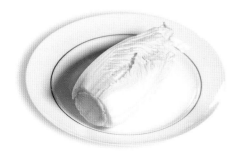

白菜心

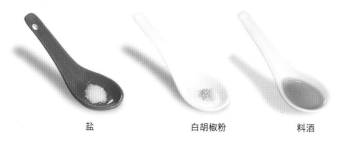

盐　　　　　　白胡椒粉　　　　　料酒

奶酪山药（鲁菜）

主 辅 料 山药 100.0g 糯米粉 12.0g 澄面 8.0g 生粉 8.0g 面粉 32.0g
鸡蛋 20.0g

调 味 料 大豆油 8.0g 白糖 43.0g 黄油 15.0g 炼乳 40.0g 椰浆 20.0g
牛奶 30.0g

营养成分 能量 4020.2kJ 蛋白质 19.9g 脂肪 36.9g 碳水化合物 162.9g
钠 222.8mg

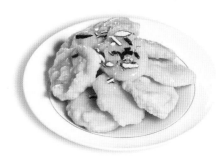

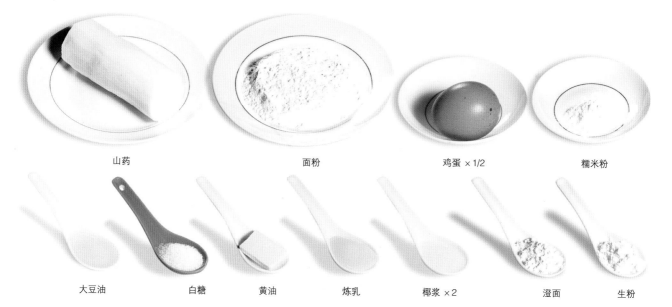

山药　　　　　　　　面粉　　　　　　　鸡蛋×1/2　　　　糯米粉

大豆油　　　白糖　　　黄油　　　炼乳　　　椰浆×2　　　澄面　　　生粉

蔬菜

清炒荷兰豆（家常菜）

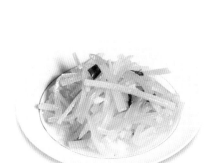

主 辅 料　荷兰豆 100.0g

调 味 料　盐 0.8g　大豆油 2.0g

营养成分　能量 145.1kJ　蛋白质 3.0g　脂肪 2.3g　碳水化合物 8.1g
　　　　　钠 319.0mg

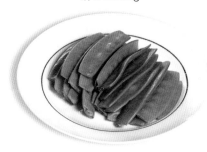

荷兰豆

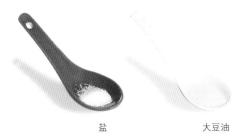

盐　　　　　　　　大豆油

炝炒莴笋（家常菜）

主 辅 料　莴笋 100.0g　蒜 6.0g

调 味 料　盐 1.2g　大豆油 5.0g　鸡粉 0.3g　花椒 0.3g　干红辣椒 0.8g

营养成分　能量 298.3kJ　蛋白质 1.4g　脂肪 5.2g　碳水化合物 5.2g
　　　　　钠 569.0mg

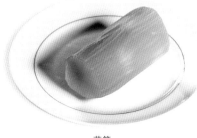

莴笋　　　　　　　　蒜

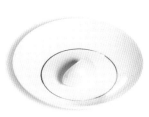

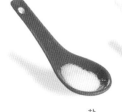

盐　　　　大豆油　　　鸡粉　　　花椒　　干红辣椒

蔬菜

肉末焖扁豆（家常菜）

主 辅 料 扁豆 50.0g 猪肉末 20.0g

调 味 料 盐 1.3g 大豆油 7.0g 白糖 1.0g 酱油 2.4g 淀粉 6.0g
料酒 5.0g

营养成分 能量 759.6kJ 蛋白质 4.0g 脂肪 14.5g 碳水化合物 10.9g
钠 704.8mg

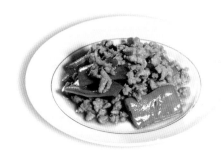

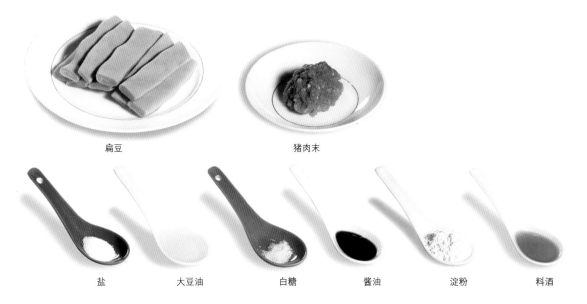

扁豆　　　　　　　　　　　　猪肉末

盐　　　大豆油　　　白糖　　　酱油　　　淀粉　　　料酒

素炒番茄菜花（家常菜）

主 辅 料 菜花 100.0g 番茄 50.0g

调 味 料 盐 0.8g 色拉油 10.0g 白糖 5.0g 味精 0.3g 米醋 1.3g
淀粉 3.8g

营养成分 能量 655.4kJ 蛋白质 2.7g 脂肪 10.3g 碳水化合物 14.8g
钠 378.1mg

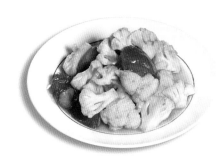

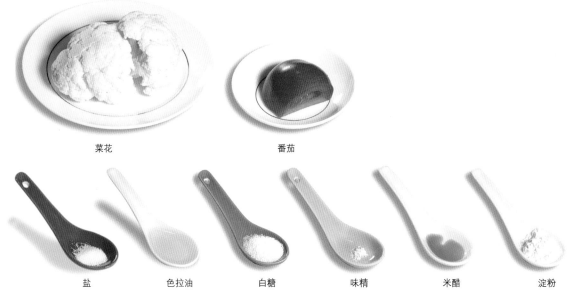

菜花　　　　　　　　　　　　番茄

蔬菜

盐　　　色拉油　　　白糖　　　味精　　　米醋　　　淀粉

蔬菜

酸辣藕带（湘鄂菜）

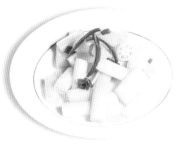

主 辅 料　藕带 50.0g　姜 0.5g　香葱 1.0g

调 味 料　盐 0.7g　白糖 2.1g　干红辣椒 0.5g　米醋 2.8g

营养成分　能量 140.4kJ　蛋白质 0.8g　脂肪 0.2g　碳水化合物 8.6g
　　　　　钠 297.6mg

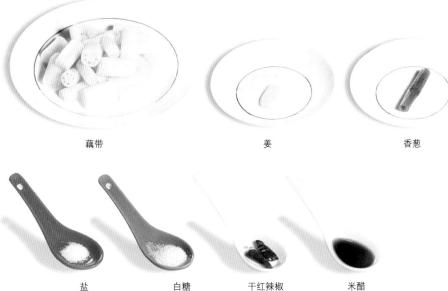

藕带　　　　　　　　　姜　　　　　　　　香葱

盐　　　　白糖　　　干红辣椒　　　米醋

水芹百叶（淮扬菜）

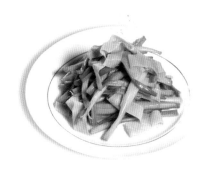

主 辅 料　水芹 50.0g　豆腐皮 12.0g

调 味 料　盐 1.5g　大豆油 4.6g　味精 1.6g

营养成分　能量 441.9kJ　蛋白质 7.5g　脂肪 7.5g　碳水化合物 2.8g
　　　　　钠 741.8mg

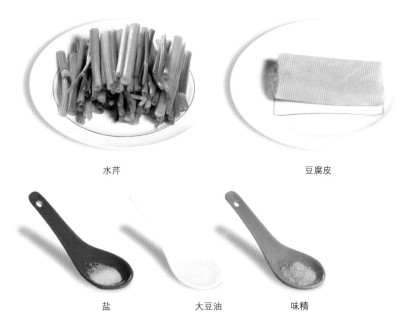

水芹　　　　　　　　　豆腐皮

盐　　　　　大豆油　　　味精

蔬菜

蔬菜

蒜蓉芥蓝（家常菜）

主 辅 料　芥蓝 50.0g　蒜 2.0g

调 味 料　盐 1.5g　大豆油 2.0g

营养成分　能量 132.0kJ　蛋白质 1.5g　脂肪 2.2g　碳水化合物 1.9g
　　　　　钠 600.5mg

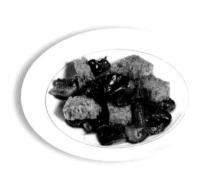

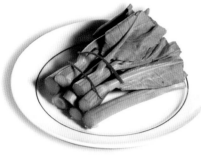
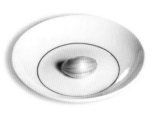

芥蓝

蒜

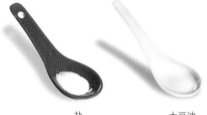

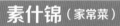
盐　　　　　　　大豆油

素什锦（家常菜）

主 辅 料　香菇 10.0g　木耳 15.0g　烤麸 40.0g

调 味 料　盐 1.1g　香油 3.2g　冰糖 4.9g　老抽 1.6g

营养成分　能量 542.1kJ　蛋白质 10.5g　脂肪 3.5g　碳水化合物 15.8g
　　　　　钠 642.4mg

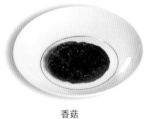
香菇

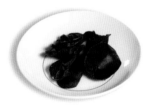
木耳

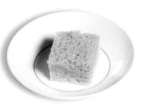
烤麸

蔬菜

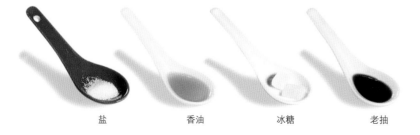
盐　　　　　香油　　　　　冰糖　　　　　老抽

上汤娃娃菜（家常菜）

主 辅 料　娃娃菜 100.0g　火腿 3.0g　辣椒 3.0g　皮蛋 3.0g　猪骨汤 3.0g
　　　　　蒜 5.7g

调 味 料　盐 1.4g　大豆油 3.0g

营养成分　能量 275.2kJ　蛋白质 4.1g　脂肪 4.3g　碳水化合物 5.7g
　　　　　钠 845.7mg

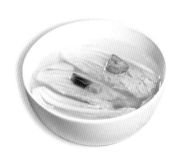

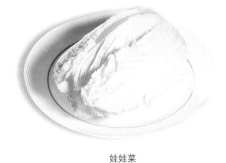
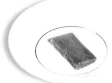
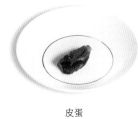
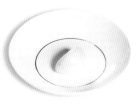

娃娃菜　　　　　　火腿　　　　　　皮蛋　　　　　　蒜

盐　　　　　　大豆油

香菇青菜（淮扬菜）

主 辅 料　青菜 60.0g　香菇 20.0g

调 味 料　盐 2.0g　大豆油 6.0g　味精 3.0g

营养成分　能量 514.5kJ　蛋白质 6.0g　脂肪 6.4g　碳水化合物 14.6g
　　　　　钠 1110.9mg

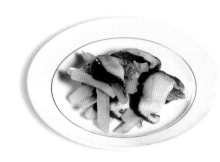

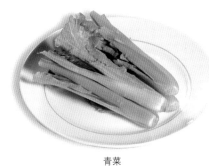
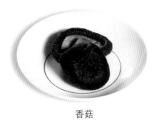

青菜　　　　　　香菇

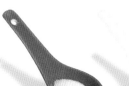

盐　　　　　　大豆油　　　　　　味精

蔬菜

鱼香茄饼（川菜）

主 辅 料　茄子 50.0g　猪瘦肉 12.5g　姜 1.3g　葱 1.3g　蒜 1.3g

调 味 料　盐 1.9g　大豆油 9.4g　白糖 1.3g　酱油 1.9g　豆瓣酱 1.9g
　　　　　米醋 1.3g　淀粉 1.9g　白胡椒粉 0.6g

营养成分　能量 687.6kJ　蛋白质 2.9g　脂肪 14.2g　碳水化合物 8.0g
　　　　　钠 1004.3mg

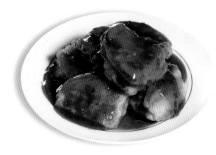

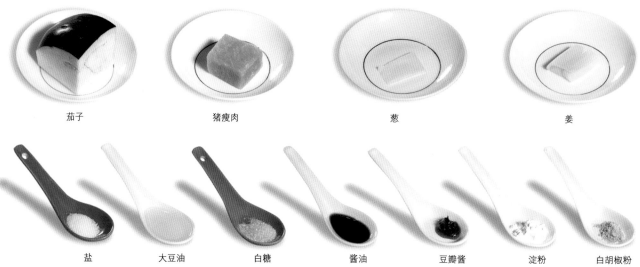

茄子　　　　　　猪瘦肉　　　　　　葱　　　　　　姜

盐　　　大豆油　　　白糖　　　酱油　　　豆瓣酱　　　淀粉　　　白胡椒粉

杂粮南瓜盅（清真菜）

主 辅 料　南瓜 100.0g　薏米 3.6g　荞麦米 3.6g　小米 3.6g　高粱米 3.6g

调 味 料　盐 0.8g　鸡汁 2.2g

营养成分　能量 322.2kJ　蛋白质 2.4g　脂肪 0.7g　碳水化合物 16.1g
　　　　　钠 535.8mg

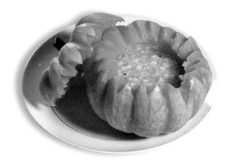

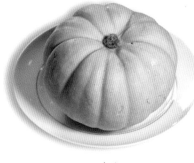

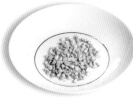

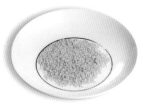

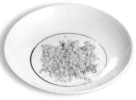

南瓜　　　　　　荞麦米　　　　　　小米　　　　　　高粱米

蔬菜

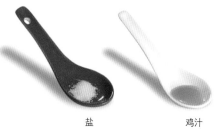

盐　　　　　鸡汁

蔬菜

煮毛豆（家常菜）

主 辅 料 毛豆 100.0g

调 味 料 盐 2.4g 大豆油 2.0g 干红辣椒 1.2g 五香粉 4.0g

营养成分 能量 640.0kJ 蛋白质 13.6g 脂肪 10.1g 碳水化合物 11.3g
钠 948.6mg

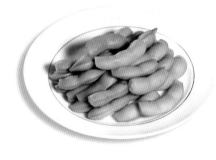

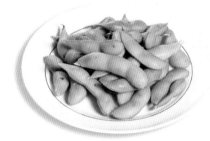

毛豆

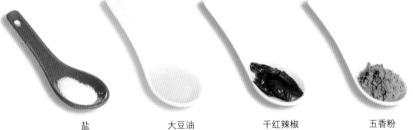

盐　　　　大豆油　　　干红辣椒　　　五香粉

过江豆花（川菜）

主 辅 料 豆花 100.0g 葱 2.5g

调 味 料 大豆油 5.0g 酱油 1.0g 豆瓣酱 10.0g 香油 0.2g
豆豉 1.0g 辣椒粉 1.0g 花椒粉 0.1g 味精 0.1g

营养成分 能量 1982.2kJ 蛋白质 26.1g 脂肪 15.6g 碳水化合物 58.4g
钠 1132.1mg

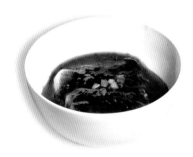

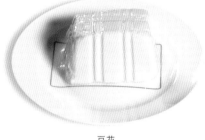

豆花

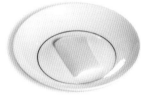

葱

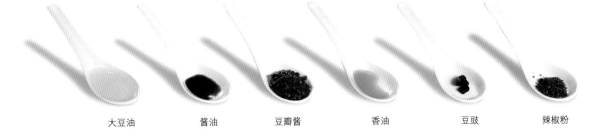

大豆油　　　酱油　　　豆瓣酱　　　香油　　　豆豉　　　辣椒粉

豆制品

豆制品

锅塌豆腐（鲁菜）

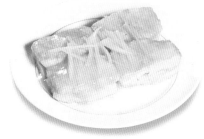

主 辅 料　豆腐 100.0g　猪肉末 50.0g　鸡蛋 50.0g　葱 2.0g　姜 1.2g

调 味 料　盐 1.0g　大豆油 5.0g　淀粉 15.0g　味精 0.6g　白胡椒粉 0.4g

营养成分　能量 2014.6kJ　蛋白质 22.3g　脂肪 36.9g　碳水化合物 17.8g
　　　　　　钠 542.9mg

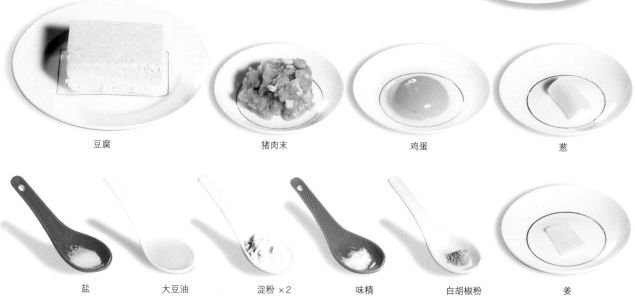

豆腐　　　　　　　　猪肉末　　　　　　　　鸡蛋　　　　　　　　葱

盐　　　　大豆油　　　淀粉 ×2　　　味精　　　白胡椒粉　　　姜

火宫殿臭豆腐（湘鄂菜）

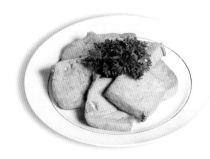

主 辅 料　臭豆腐 100.0g

调 味 料　香油 4.6g　酱油 13.8g　味精 0.6g　辣椒粉 4.0g

营养成分　能量 852.5kJ　蛋白质 13.5g　脂肪 12.9g　碳水化合物 9.7g
　　　　　　钠 3018.6mg

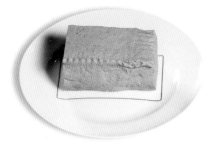

臭豆腐

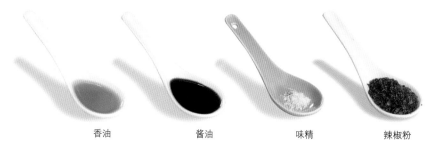

香油　　　　　　酱油　　　　　　味精　　　　　　辣椒粉

豆制品

客家酿豆腐（粤菜）

主 辅 料　五花肉 30.0g　豆腐 100.0g　葱 5.0g

调 味 料　盐 1.0g　大豆油 9.4g　白糖 0.4g　生抽 0.6g　老抽 1.0g
料酒 7.5g　淀粉 0.6g

营养成分　能量 1282.0kJ　蛋白质 11.7g　脂肪 28.1g　碳水化合物 4.5g
钠 539.5mg

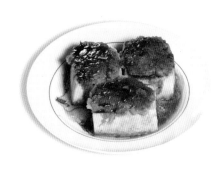

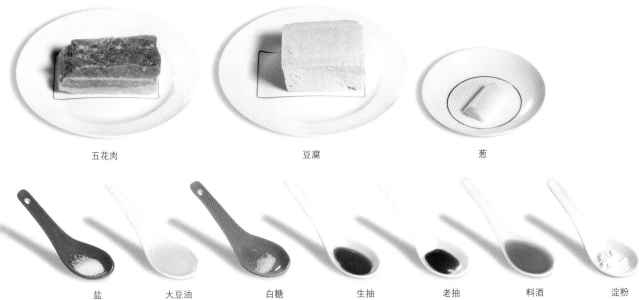

五花肉　　　　　　　　　豆腐　　　　　　　　　葱

盐　　　大豆油　　　白糖　　　生抽　　　老抽　　　料酒　　　淀粉

麻婆豆腐（川菜）

主 辅 料　豆腐 50.0g　牛肉 6.3g　蒜苗 3.8g　蒜 2.5g

调 味 料　盐 0.1g　大豆油 8.8g　酱油 1.3g　豆瓣酱 5.0g　豆豉 0.8g
辣椒粉 0.9g　花椒粉 0.1g　淀粉 2.5g　料酒 0.6g

营养成分　能量 706.0kJ　蛋白质 6.7g　脂肪 13.5g　碳水化合物 6.8g
钠 527.3mg

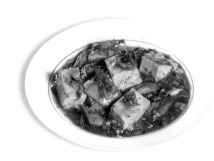

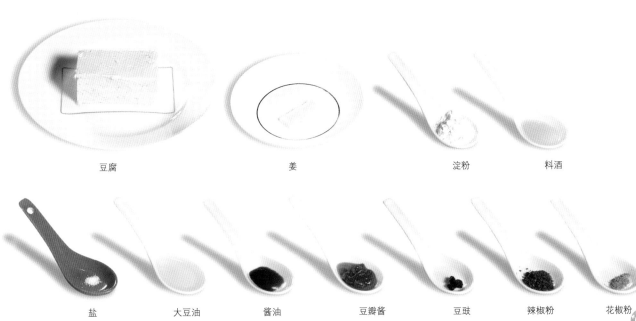

豆腐　　　　　　　姜　　　　　　　淀粉　　　料酒

盐　　　大豆油　　　酱油　　　豆瓣酱　　　豆豉　　　辣椒粉　　　花椒粉

豆制品

平桥豆腐（淮扬菜）

主 辅 料 豆腐 100.0g 海参 16.7g 虾米 8.3g 蘑菇 8.3g 姜 3.3g 葱 5.0g
蒜 5.0g

调 味 料 盐 0.9g 大豆油 2.1g 香油 2.0g 料酒 5.3g 淀粉 4.0g 味精 2.0g

营养成分 能量 829.6kJ 蛋白质 14.9g 脂肪 12.4g 碳水化合物 9.9g
钠 636.8mg

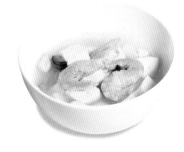

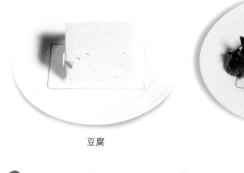 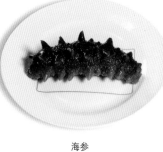 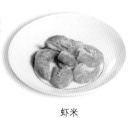 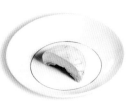

豆腐　　　　　　　　海参　　　　　　　虾米　　　　　　蘑菇

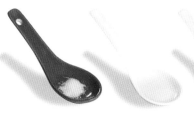 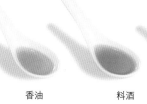 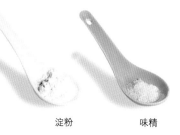

盐　　　　大豆油　　　香油　　　料酒　　　淀粉　　　味精

尖椒干豆腐（家常菜）

主 辅 料 干豆腐 50.0g 青辣椒 16.7g

调 味 料 盐 1.0g 大豆油 7.7g 白糖 0.7g 酱油 5.0g 料酒 3.3g
味精 0.7g 淀粉 2.7g

营养成分 能量 625.7kJ 蛋白质 5.5g 脂肪 11.8g 碳水化合物 6.9g
钠 809.2mg

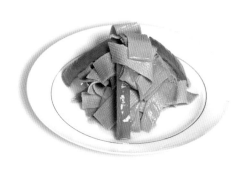

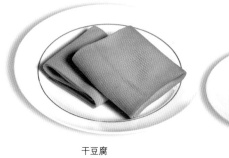 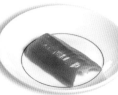

干豆腐　　　　　　　青辣椒

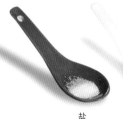 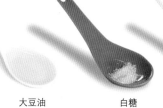 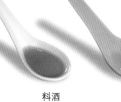 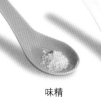

盐　　　　大豆油　　　白糖　　　酱油　　　料酒　　　味精　　　淀粉

豆制品

青椒烧腐竹（家常菜）

主 辅 料　柿子椒 100.0g　腐竹 20.0g

调 味 料　盐 1.0g　大豆油 2.4g　酱油 4.0g

营养成分　能量 612.7kJ　蛋白质 12.2g　脂肪 8.0g　碳水化合物 8.0g
　　　　　　钠 978.1mg

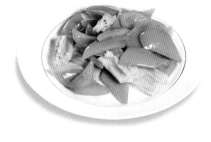

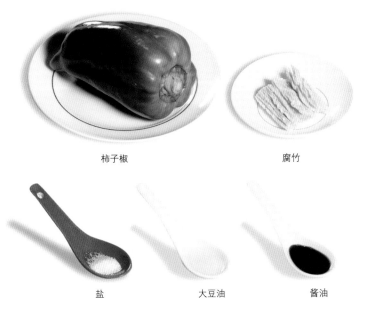

柿子椒　　　　　　　　　　腐竹

盐　　　　　　大豆油　　　　　　酱油

肉末炖豆腐（家常菜）

主 辅 料　豆腐 60.0g　肉馅 50.0g　葱 2.0g　姜 2.0g

调 味 料　盐 0.6g　大豆油 3.0g　白糖 0.6g　酱油 2.0g　料酒 2.0g

营养成分　能量 1244.0kJ　蛋白质 12.3g　脂肪 26.4g　碳水化合物 4.4g
　　　　　　钠 414.1mg

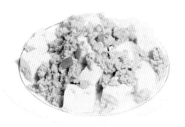

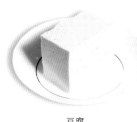

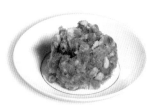
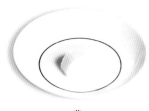
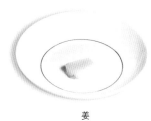

豆腐　　　　　　　　肉馅　　　　　　　　葱　　　　　　　　姜

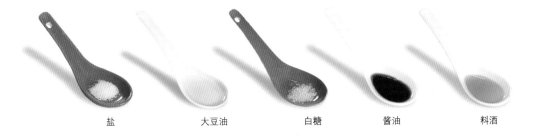

盐　　　　　　大豆油　　　　　白糖　　　　　酱油　　　　　料酒

豆制品

砂锅豆腐（家常菜）

主 辅 料 豆腐 50.0g 大白菜 30.0g 粉丝 20.0g 白肉 16.0g 葱 2.0g 姜 2.0g

调 味 料 盐 1.0g 料酒 2.0g

营养成分 能量 800.4kJ 蛋白质 7.2g 脂肪 10.1g 碳水化合物 19.8g
钠 425.9mg

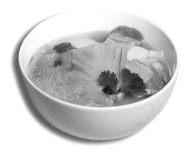

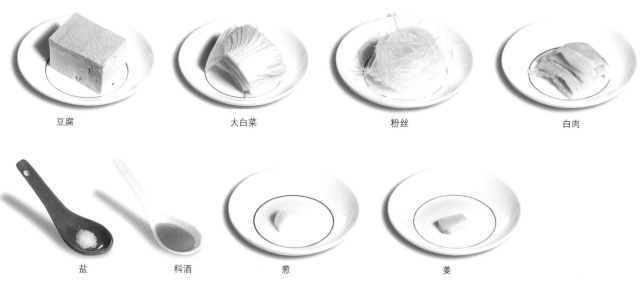

豆腐　　　　　大白菜　　　　　粉丝　　　　　白肉

盐　　　　　料酒　　　　　葱　　　　　姜

三鲜豆腐（淮扬菜）

主 辅 料 豆腐 100.0g 香菇 4.0g 木耳（水发）3.0g 冬笋 6.0g

调 味 料 盐 0.6g 大豆油 4.0g 料酒 2.0g 淀粉 1.0g

营养成分 能量 686.8kJ 蛋白质 10.3g 脂肪 12.2g 碳水化合物 6.9g
钠 249.1mg

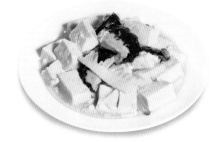

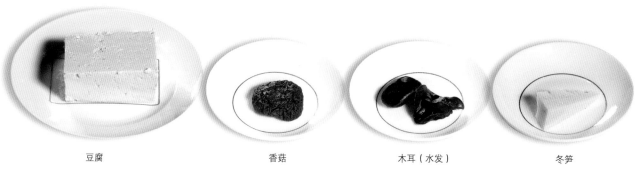

豆腐　　　　　香菇　　　　　木耳（水发）　　　　　冬笋

豆制品

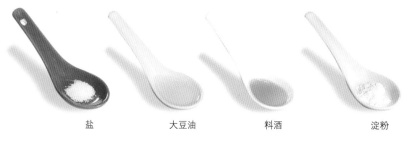

盐　　　　　大豆油　　　　　料酒　　　　　淀粉

三鲜豆皮（湘鄂菜）

主 辅 料 糯米 90.0g 绿豆 31.0g 猪肉 50.0g 虾仁 30.0g 猪舌头 14.0g
猪心 20.0g 猪肚 12.0g 叉烧肉 12.0g 玉兰片（水发）5.0g
香葱 5.0g 香菇 5.0g 鸡蛋 66.7g

调 味 料 盐 1.3g 熟猪油 12.0g 酱油 7.4g 料酒 7.5g 味精 0.5g

营养成分 能量 4114.0kJ 蛋白质 53.2g 脂肪 42.6g 碳水化合物 99.2g
钠 2805.2mg

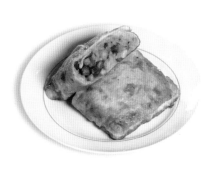

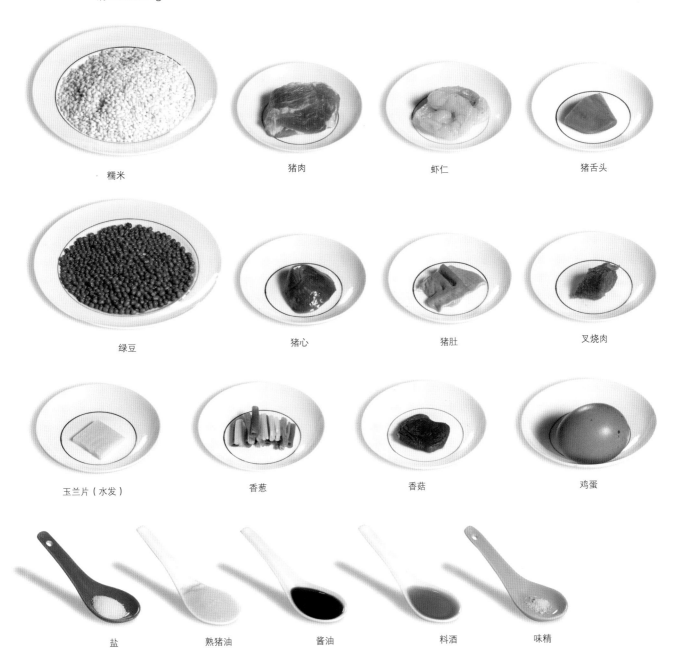

糯米　　猪肉　　虾仁　　猪舌头

绿豆　　猪心　　猪肚　　叉烧肉

玉兰片（水发）　　香葱　　香菇　　鸡蛋

盐　　熟猪油　　酱油　　料酒　　味精

豆制品

土豆炖豆腐（家常菜）

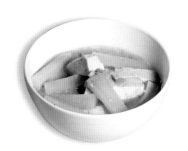

主 辅 料　土豆 100.0g　豆腐 87.5g　香菜 2.5g　葱 2.5g　姜 1.3g

调 味 料　盐 1.0g　花生油 2.5g　白糖 0.5g　料酒 2.5g　花椒粉 0.5g
味精 0.5g

营养成分　能量 745.7kJ　蛋白质 9.4g　脂肪 6.0g　碳水化合物 22.3g
钠 451.7mg

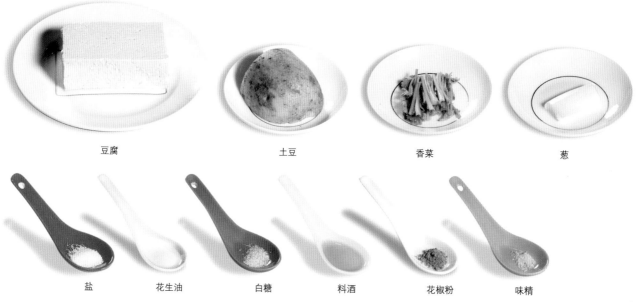

| 豆腐 | 土豆 | 香菜 | 葱 |

| 盐 | 花生油 | 白糖 | 料酒 | 花椒粉 | 味精 |

香干芹菜（家常菜）

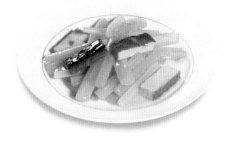

主 辅 料　芹菜 50.0g　熏干 5.0g

调 味 料　盐 1.0g　大豆油 3.0g　白糖 1.0g　酱油 4.0g　料酒 2.0g
淀粉 2.0g

营养成分　能量 248.3kJ　蛋白质 1.5g　脂肪 3.4g　碳水化合物 6.1g
钠 723.8mg

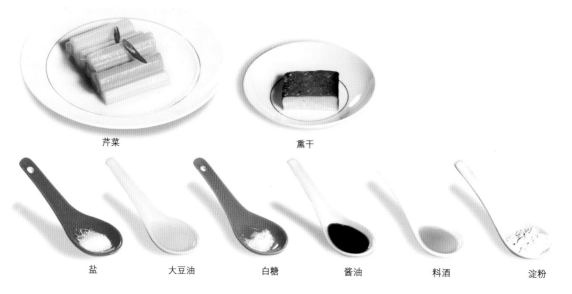

| 芹菜 | 熏干 |

| 盐 | 大豆油 | 白糖 | 酱油 | 料酒 | 淀粉 |

豆制品

杏仁豆腐（家常菜）

主 辅 料 甜杏仁 5.1g 琼脂 0.3g

调 味 料 冰糖 2.0g 白糖 1.0g 糖桂花 5.0g 牛奶 20.4g

营养成分 能量 664.6kJ 蛋白质 5.4g 脂肪 7.3g 碳水化合物 18.4g
钠 63.1mg

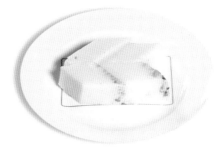

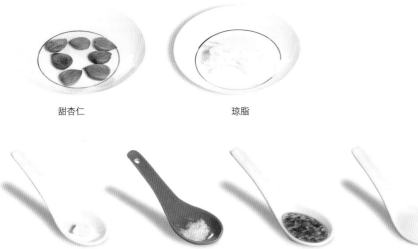

甜杏仁　　　　　　　　　琼脂

冰糖　　　　　白糖　　　　糖桂花　　　　牛奶

热菜

荤菜

八宝鱼羊鲜（清真菜）

主 辅 料 羊肉 20.0g 鲢鱼头 55.0g 川芎 3.0g 玉米 20.0g

调 味 料 盐 2.0g 大豆油 6.5g 鸡粉 0.7g 白胡椒粉 0.3g 料酒 14.0g

营养成分 能量 905.5kJ 蛋白质 6.5g 脂肪 12.8g 碳水化合物 18.8g
钠 999.2mg

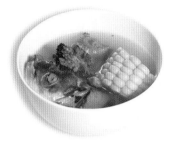

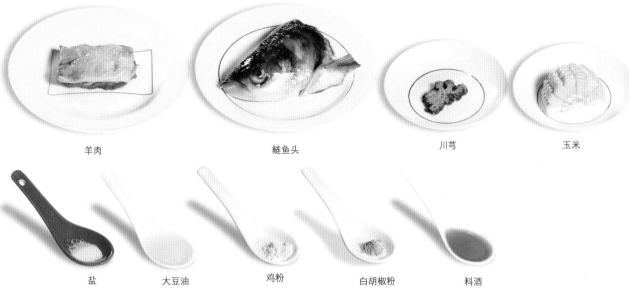

羊肉　　　　　　　　　鲢鱼头　　　　　　　川芎　　　　　　玉米

盐　　　大豆油　　　鸡粉　　　白胡椒粉　　　料酒

糍粑鱼（湘鄂菜）

主 辅 料 草鱼肉 75.0g 姜 3.0g 葱 4.0g 蒜 4.9g 糍粑辣椒 6.0g

调 味 料 盐 1.1g 大豆油 15.0g 白糖 1.0g 酱油 4.4g 辣椒粉 1.0g
香油 2.0g 米醋 4.0g 花椒 0.6g 黄酒 4.3g 白芝麻 0.4g

营养成分 能量 1109.3kJ 蛋白质 15.2g 脂肪 19.9g 碳水化合物 8.9g
钠 777.3mg

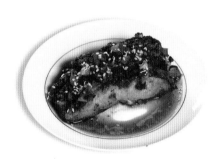

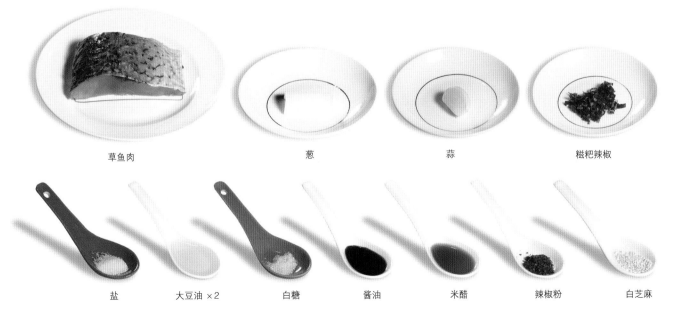

草鱼肉　　　　　　　　葱　　　　　　　蒜　　　　　　糍粑辣椒

盐　　　大豆油×2　　　白糖　　　酱油　　　米醋　　　辣椒粉　　　白芝麻

水产类

豆瓣鱼（川菜）

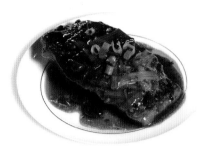

主辅料 鲤鱼肉 100.0g 姜 2.4g 蒜 1.0g 葱 6.0g

调味料 大豆油 22.0g 白糖 6.2g 酱油 7.4g 豆瓣酱 16.0g 料酒 6.6g
米醋 4.3g 水淀粉 0.4g 味精 0.5g

营养成分 能量 1589.0kJ 蛋白质 20.9g 脂肪 27.2g 碳水化合物 13.1g
钠 1595.6mg

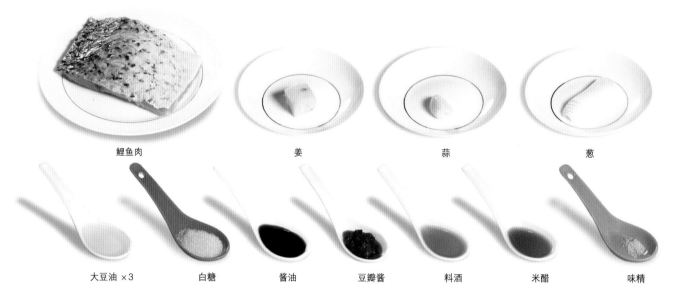

| 鲤鱼肉 | 姜 | 蒜 | 葱 |

| 大豆油 ×3 | 白糖 | 酱油 | 豆瓣酱 | 料酒 | 米醋 | 味精 |

剁椒鱼头（湘鄂菜）

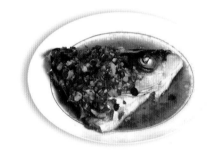

主辅料 胖头鱼头 80.0g 香葱 1.0g 姜 1.6g 香菜 5.0g

调味料 大豆油 2.0g 酱油 4.0g 香油 1.0g 豆豉 1.4g 剁椒 12.0g
醪糟汁 3.0g 味精 0.3g

营养成分 能量 278.6kJ 蛋白质 5.1g 脂肪 3.7g 碳水化合物 4.1g
钠 615.1mg

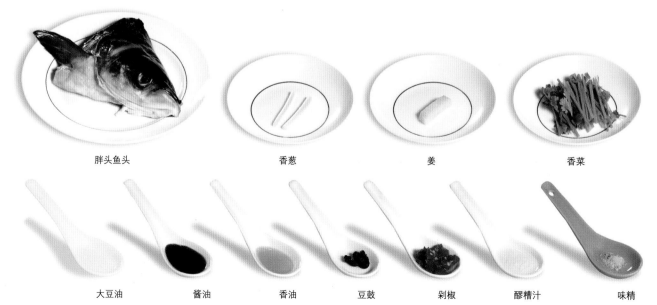

| 胖头鱼头 | 香葱 | 姜 | 香菜 |

| 大豆油 | 酱油 | 香油 | 豆豉 | 剁椒 | 醪糟汁 | 味精 |

水产类

得莫利炖鱼（家常菜）

主 辅 料　草鱼肉 50.0g　五花肉 9.4g　豆腐 31.3g　粉条 9.4g　姜 0.6g
　　　　　葱 1.3g

调 味 料　盐 0.3g　大豆油 12.0g　白糖 0.3g　酱油 2.6g　八角 0.2g
　　　　　花椒 0.1g　干红辣椒 0.2g

营养成分　能量 1113.6kJ　蛋白质 13.3g　脂肪 19.4g　碳水化合物 10.7g
　　　　　钠 325.2mg

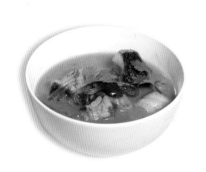

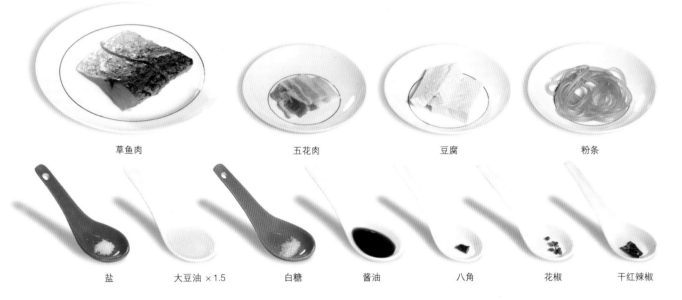

| 草鱼肉 | 五花肉 | 豆腐 | 粉条 |

| 盐 | 大豆油 ×1.5 | 白糖 | 酱油 | 八角 | 花椒 | 干红辣椒 |

大蒜烧鲶鱼（川菜）

主 辅 料　鲶鱼肉 50.0g　蒜 10g　姜 1.3g　葱 2.7g

调 味 料　盐 0.7g　大豆油 20.0g　白糖 0.3g　酱油 2.0g　豆瓣酱 1.3g
　　　　　泡灯笼椒 2.0g　料酒 33.9g　米醋 3.0g　水淀粉 1.6g　味精 0.1g

营养成分　能量 1126.8kJ　蛋白质 10.2g　脂肪 22.5g　碳水化合物 7.6g
　　　　　钠 680.4mg

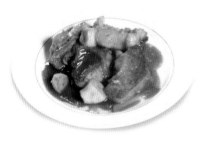

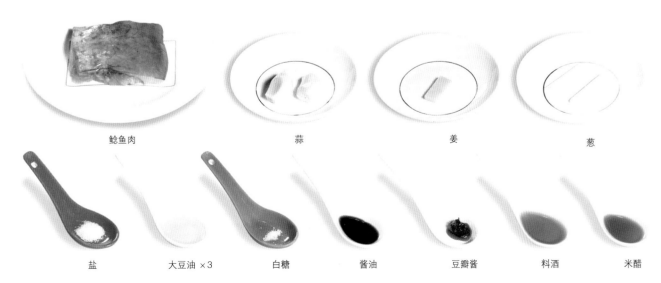

| 鲶鱼肉 | 蒜 | 姜 | 葱 |

| 盐 | 大豆油 ×3 | 白糖 | 酱油 | 豆瓣酱 | 料酒 | 米醋 |

苦荞烧鱼丸（清真菜）

主 辅 料　草鱼肉 70.0g　苦荞 6.3g

调 味 料　盐 2.0g　大豆油 1.0g　鸡汁 1.0g　鸡粉 1.0g

营养成分　能量 416.6kJ　蛋白质 13.2g　脂肪 3.1g　碳水化合物 4.9g
　　　　　钠 1100.3mg

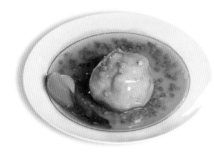

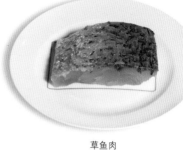

| 草鱼肉 | 苦荞 | 盐 | 大豆油 | 鸡汁 | 鸡粉 |

干烧鲳鱼（鲁菜）

主 辅 料　鲳鱼肉 100.0g　榨菜 6.0g　香菇 12.0g　葱 1.1g　姜 1.1g　蒜 2.2g
　　　　　五花肉 5.6g

调 味 料　盐 0.6g　大豆油 15.5g　白糖 5.8g　酱油 8.0g　甜面酱 2.2g
　　　　　干红辣椒 6.0g　糖色 3.3g　蚝油 2.0g

营养成分　能量 1712.7kJ　蛋白质 23.6g　脂肪 25.8g　碳水化合物 26.6g
　　　　　钠 1248.7mg

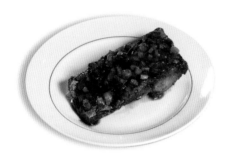

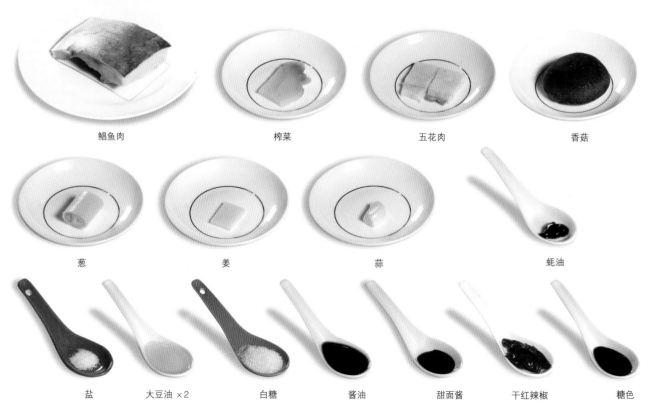

| 鲳鱼肉 | 榨菜 | 五花肉 | 香菇 |

| 葱 | 姜 | 蒜 | 蚝油 |

| 盐 | 大豆油 ×2 | 白糖 | 酱油 | 甜面酱 | 干红辣椒 | 糖色 |

红烧带鱼（清真菜）

主 辅 料 带鱼肉 80.0g 青辣椒 5.0g 红辣椒 5.0g 葱 13.0g 姜 2.0g
蒜 3.0g

调 味 料 盐 1.2g 大豆油 15.2g 白糖 5.0g 酱油 5.0g 米醋 17.0g
味精 0.5g 花椒 0.2g 八角 0.4g 蜂蜜 4.0g 淀粉 2.4g
白胡椒粉 0.2g

营养成分 能量 1338.5kJ 蛋白质 16.4g 脂肪 20.0g 碳水化合物 20.1g
钠 1025.6mg

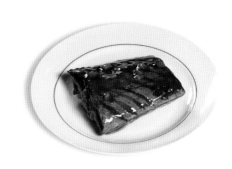

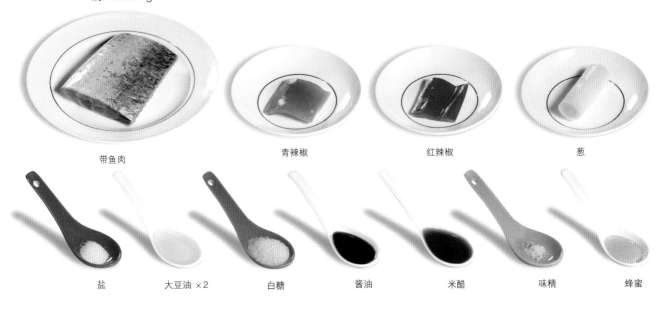

带鱼肉　　　　青辣椒　　　　红辣椒　　　　葱

盐　　　大豆油 ×2　　　白糖　　　酱油　　　米醋　　　味精　　　蜂蜜

红烧鮰鱼（湘鄂菜）

主 辅 料 鮰鱼肉 128.0g 姜 2.8g 葱 2.8g

调 味 料 盐 0.4g 大豆油 14.0g 白糖 0.6g 酱油 3.0g 味精 0.8g
绍酒 4.0g

营养成分 能量 1172.0kJ 蛋白质 22.8g 脂肪 18.7g 碳水化合物 2.0g
钠 494.9mg

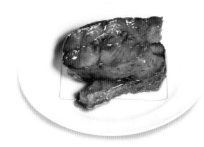

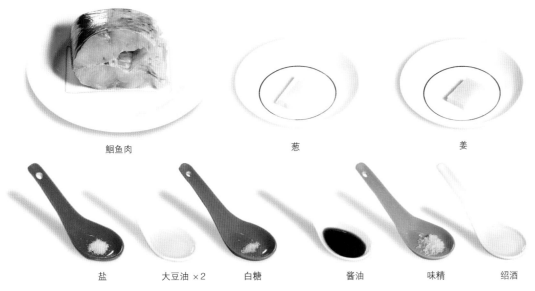

鮰鱼肉　　　　　　葱　　　　　　姜

盐　　　大豆油 ×2　　　白糖　　　酱油　　　味精　　　绍酒

红烧鲫鱼（淮扬菜）

主 辅 料 鲫鱼肉 100.0g 葱 1.6g 姜 5.0g

调 味 料 盐 0.2g 大豆油 21.0g 白糖 2.5g 酱油 4.2g 老抽 1.0g
料酒 3.4g 红醋 0.4g

营养成分 能量 1193.4kJ 蛋白质 16.5g 脂肪 22.0g 碳水化合物 5.4g
钠 516.9mg

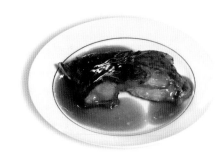

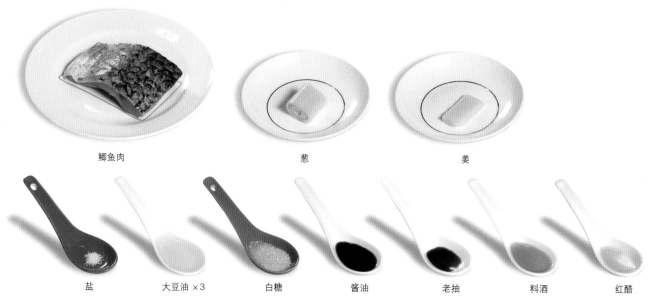

鲫鱼肉　　　　　　　　　　葱　　　　　　　　　　姜

盐　　　　大豆油×3　　　白糖　　　　酱油　　　　老抽　　　　料酒　　　　红醋

红烧鲤鱼（家常菜）

主 辅 料 鲤鱼肉 100.0g 五花肉 6.7g 木耳 3.3g 蒜苗 1.3g 蒜 2.7g
葱 2.7g 冬笋 6.7g 姜 2.7g

调 味 料 盐 4.8g 大豆油 8.0g 白糖 7.3g 料酒 1.3g 米醋 1.3g 淀粉 3.3g

营养成分 能量 1079.6kJ 蛋白质 19.1g 脂肪 14.6g 碳水化合物 12.7g
钠 1953.5mg

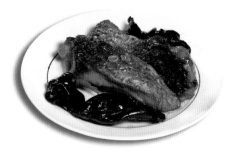

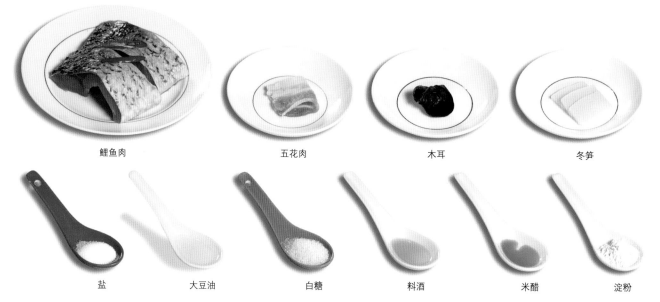

鲤鱼肉　　　　　　五花肉　　　　　　木耳　　　　　　冬笋

盐　　　　　大豆油　　　　　白糖　　　　　料酒　　　　　米醋　　　　　淀粉

烤鳕鱼（家常菜）

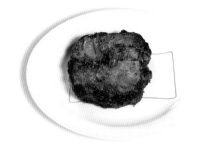

主 辅 料 鳕鱼肉 124.0g 香菜 2.2g

调 味 料 盐 1.0g 色拉油 17.0g 白糖 1.0g 生抽 2.3g 黄酒 8.1g
孜然 0.3g 辣椒粉 0.5g

营养成分 能量 1199.8kJ 蛋白质 26.9g 脂肪 18.5g 碳水化合物 1.8g
钠 976.1mg

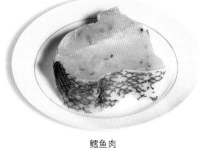

鳕鱼肉

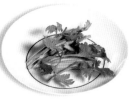

香菜

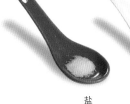

盐

色拉油 ×2

白糖

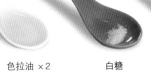

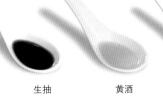

生抽

黄酒

孜然

辣椒粉

老青岛烧杂鱼（鲁菜）

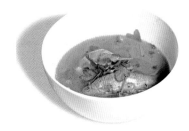

主 辅 料 杂鱼 25.0g 蛎虾 20.0g

调 味 料 盐 0.9g 大豆油 10.0g 酱油 8.6g 八角 0.7g 味精 1.0g

营养成分 能量 591.5kJ 蛋白质 7.2g 脂肪 10.8g 碳水化合物 3.9g
钠 1075.3mg

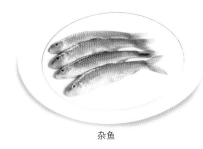

杂鱼

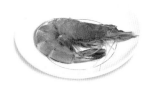

蛎虾

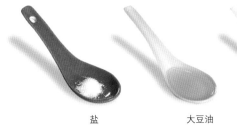

盐

大豆油

酱油

八角

味精

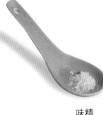

鳞香鲫鱼（鲁菜）

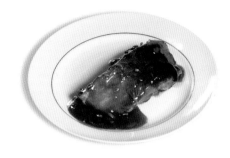

主 辅 料　鲫鱼肉 100.0g

调 味 料　大豆油 3.0g　白糖 10.0g　蚝油 5.0g　米醋 40.0g　芥末油 2.3g

营养成分　能量 733.2kJ　蛋白质 17.7g　脂肪 4.0g　碳水化合物 23.9g
　　　　　　钠 366.6mg

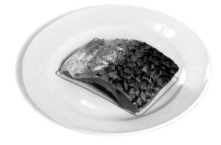

鲫鱼肉

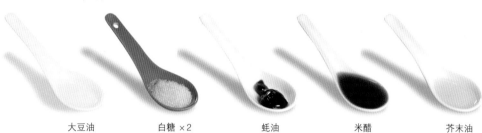

大豆油　　　　白糖 ×2　　　　蚝油　　　　米醋　　　　芥末油

焖带鱼（家常菜）

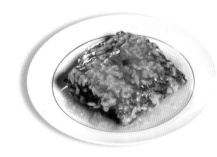

主 辅 料　带鱼肉 80.0g　葱 4.0g　姜 5.0g　蒜 4.6g

调 味 料　盐 1.0g　大豆油 12.0g　白糖 3.0g　生粉 1.4g　醪糟汁 60.0g
　　　　　　水淀粉 2.4g

营养成分　能量 1272.6kJ　蛋白质 16.1g　脂肪 16.1g　碳水化合物 24.3g
　　　　　　钠 526.6mg

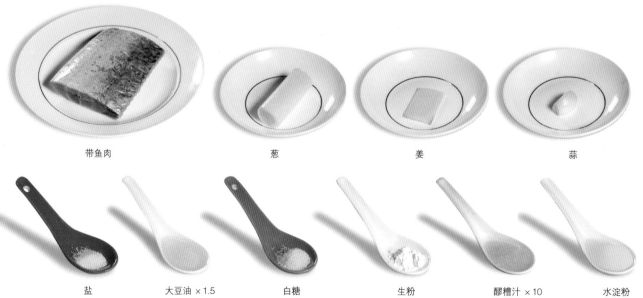

带鱼肉　　　　　　葱　　　　　　姜　　　　　　蒜

盐　　　大豆油 ×1.5　　　白糖　　　　生粉　　　醪糟汁 ×10　　水淀粉

奶汤棒棒鱼（清真菜）

主 辅 料　棒棒鱼 40.0g

调 味 料　盐 1.0g　大豆油 5.0g　鸡汁 3.4g　三花淡奶 1.3g　枸杞 2.0g

营养成分　能量 397.8kJ　蛋白质 7.8g　脂肪 6.4g　碳水化合物 1.6g
　　　　　钠 767.3mg

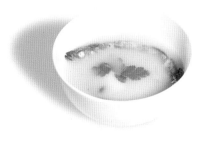

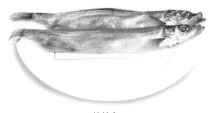

棒棒鱼

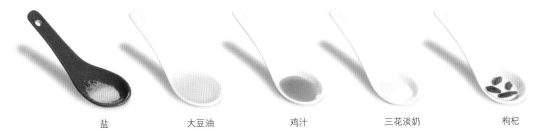

盐　　　　　大豆油　　　　　鸡汁　　　　　三花淡奶　　　　　枸杞

奶汤鲫鱼（淮扬菜）

主 辅 料　鲫鱼肉 80.0g　蒜 4.0g　葱 5.0g　姜 4.0g

调 味 料　盐 0.4g　大豆油 4.7g　熟猪油 3.4g　料酒 3.6g　白胡椒粉 0.1g

营养成分　能量 589.6kJ　蛋白质 13.1g　脂肪 8.6g　碳水化合物 3.0g
　　　　　钠 227.0mg

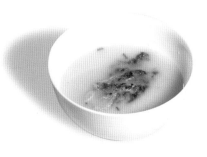

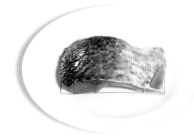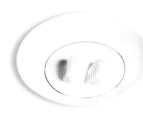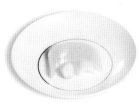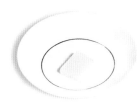

鲫鱼肉　　　　　蒜　　　　　葱　　　　　姜

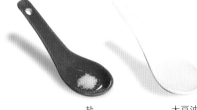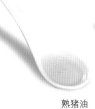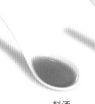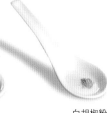

盐　　　　　大豆油　　　　　熟猪油　　　　　料酒　　　　　白胡椒粉

水产类

皮条鳝鱼（湘鄂菜）

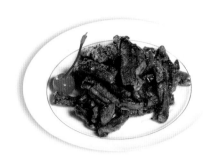

主 辅 料 鳝鱼肉 60.0g 姜 3.0g 葱 2.0g

调 味 料 盐 0.6g 大豆油 14.0g 白糖 6.0g 酱油 2.9g 香油 3.0g
米醋 7.2g 淀粉 10.0g 糖蒜 2.0g 黄酒 1.0g

营养成分 能量 1167.3kJ 蛋白质 11.5g 脂肪 17.9g 碳水化合物 17.9g
钠 493.7mg

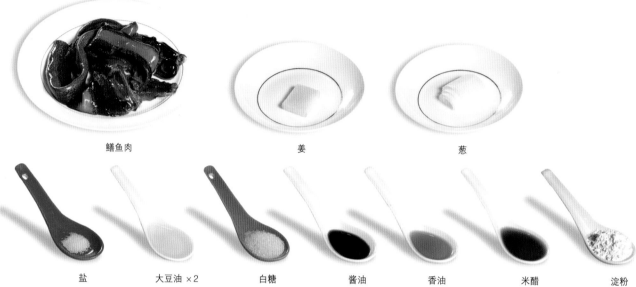

鳝鱼肉	姜	葱

盐	大豆油 ×2	白糖	酱油	香油	米醋	淀粉

清汤橘瓣鱼圆（湘鄂菜）

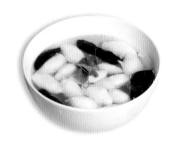

主 辅 料 鲤鱼肉 80.0g 荸荠 16.0g 香菇 10.0g 姜 1.0g 葱 1.0g

调 味 料 盐 1.0g 熟猪油 2.0g 味精 0.6g 鸡蛋清 1.0g

营养成分 能量 605.8kJ 蛋白质 16.7g 脂肪 5.3g 碳水化合物 9.3g
钠 491.9mg

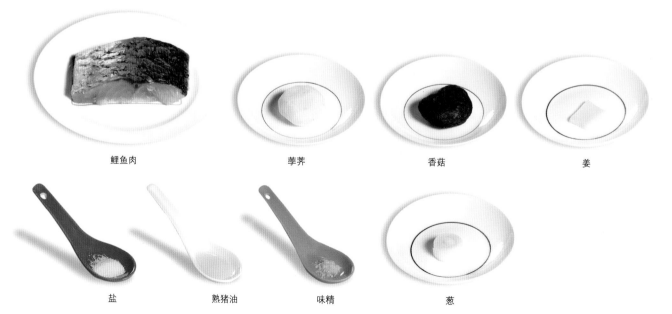

鲤鱼肉	荸荠	香菇	姜

盐	熟猪油	味精	葱

水产类

清蒸桂鱼（粤菜）

主 辅 料　桂鱼肉 65.0g　葱 1.3g　姜 1.3g

调 味 料　盐 0.2g　花生油 7.3g　蒸鱼豉油 13.5g　八角 2.3g　花椒 0.4g

营养成分　能量 700.0kJ　蛋白质 14.2g　脂肪 10.2g　碳水化合物 5.0g
　　　　　　钠 1085.1mg

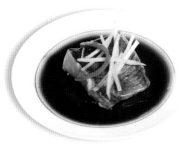

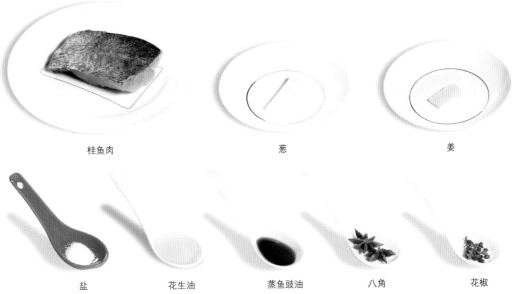

桂鱼肉　　　　　　　　　　葱　　　　　　　　　　姜

盐　　　　花生油　　　　蒸鱼豉油　　　　八角　　　　花椒

清蒸鲈鱼（家常菜）

主 辅 料　鲈鱼肉 100.0g　葱 1.3g　姜 1.3g

调 味 料　盐 0.4g　大豆油 1.3g　料酒 0.7g

营养成分　能量 492.2kJ　蛋白质 18.6g　脂肪 4.7g　碳水化合物 0.2g
　　　　　　钠 303.6mg

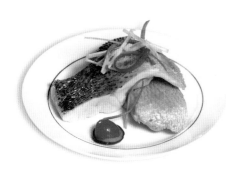

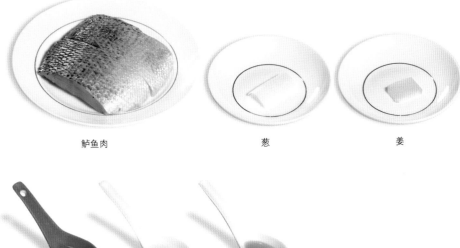

鲈鱼肉　　　　　　　　　葱　　　　　　　　姜

盐　　　　大豆油　　　　料酒

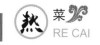

水产类

清蒸武昌鱼（湘鄂菜）

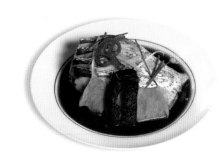

主 辅 料 武昌鱼肉 88.0g 熟火腿 7.7g 姜 2.0g 葱 2.0g 香菇 6.0g

调 味 料 大豆油 1.4g 白糖 0.5g 蒸鱼豉油 7.0g 料酒 4.0g 红椒 1.0g
味精 0.5g

营养成分 能量 788.0kJ 蛋白质 21.1g 脂肪 8.6g 碳水化合物 7.7g
钠 1250.2mg

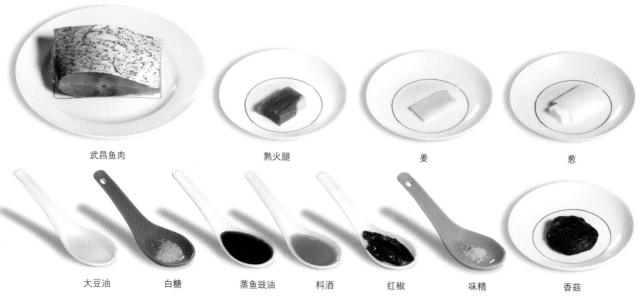

武昌鱼肉　　　　熟火腿　　　　姜　　　　葱

大豆油　白糖　蒸鱼豉油　料酒　红椒　味精　香菇

酸菜鱼（川菜）

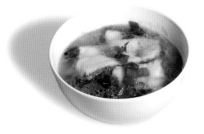

主 辅 料 草鱼肉 100.0g 泡酸青菜 20.0g 姜 3.0g 蒜 2.0g 葱 4.0g
泡野山椒 60.0g 香葱 1.0g

调 味 料 盐 0.7g 大豆油 8.0g 花椒 0.4g 鸡蛋清 3.0g 淀粉 2.6g
料酒 1.9g 白胡椒粉 0.7g 味精 6.0g

营养成分 能量 948.3kJ 蛋白质 23.3g 脂肪 11.3g 碳水化合物 16.9g
钠 818.3mg

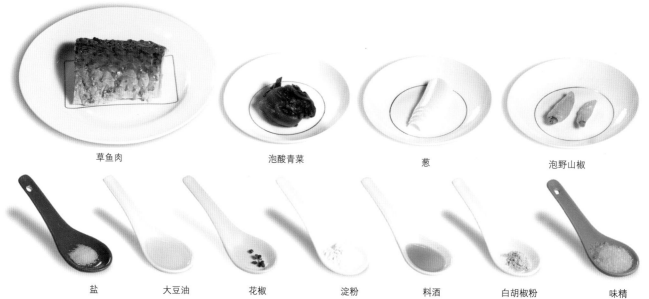

草鱼肉　　　泡酸青菜　　　葱　　　泡野山椒

盐　大豆油　花椒　淀粉　料酒　白胡椒粉　味精

水产类

松鼠桂鱼（淮扬菜）

主 辅 料 鳜鱼肉 100.0g　青豆 6.7g　虾仁 8.0g　冬笋 4.0g　香菇 2.7g
　　　　　蒜 2.7g　葱 0.7g　姜 2.0g

调 味 料 盐 1.9g　大豆油 45.0g　白糖 8.0g　番茄酱 18.3g　白醋 3.3g
　　　　　料酒 4.0g　淀粉 8.0g

营养成分 能量 2737.5kJ　蛋白质 27.6g　脂肪 50.5g　碳水化合物 23.4g
　　　　　钠 1236.7mg

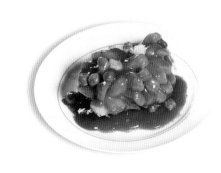

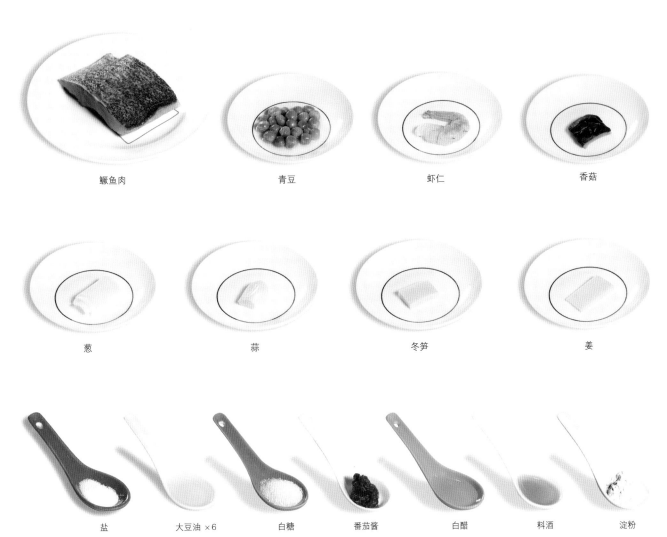

鳜鱼肉	青豆	虾仁	香菇
葱	蒜	冬笋	姜
盐	大豆油 ×6	白糖	番茄酱	白醋	料酒	淀粉

水产类

臊子鱼（清真菜）

主 辅 料 鲤鱼肉 60.0g 羊肉 6.0g 西红柿 4.1g 青辣椒 3.0g 豆腐 4.0g
土豆 2.5g

调 味 料 盐 1.0g 大豆油 15.0g 味精 0.5g 白胡椒粉 0.3g

营养成分 能量 970.4kJ 蛋白质 12.4g 脂肪 18.0g 碳水化合物 1.7g
钠 473.1mg

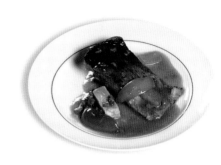

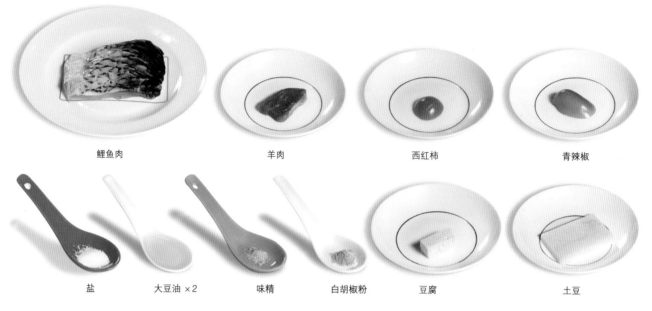

鲤鱼肉　　　　　　　　羊肉　　　　　　　　西红柿　　　　　　　　青辣椒

盐　　　　大豆油 ×2　　　味精　　　白胡椒粉　　　　豆腐　　　　　　　土豆

水煮鱼（川菜）

主 辅 料 草鱼肉 100.0g 黄豆芽 10.0g 香菜 1.0g 姜 1.4g 葱 1.0g

调 味 料 盐 0.7g 大豆油 14.5g 干红辣椒 2.4g 花椒 0.3g 香辣酱 10.7g
料酒 3.2g 鸡蛋清 8.0g 淀粉 2.0g 白胡椒粉 0.2g 味精 0.2g

营养成分 能量 1096.2kJ 蛋白质 19.7g 脂肪 18.7g 碳水化合物 4.7g
钠 1209.8mg

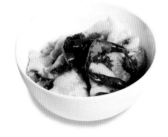

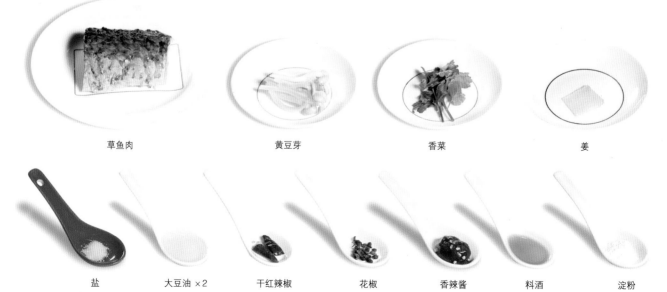

草鱼肉　　　　　　黄豆芽　　　　　　香菜　　　　　　　姜

盐　　　大豆油 ×2　　干红辣椒　　　花椒　　　香辣酱　　　料酒　　　淀粉

糖醋鲤鱼（清真菜）

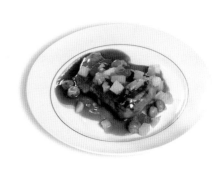

主 辅 料 鲤鱼肉 60.0g 菠萝 3.1g 苹果 5.4g 青豆 4.5g 红樱桃 3.0g
葱 1.0g 姜 1.0g

调 味 料 盐 0.6g 大豆油 14.0g 白糖 3.0g 冰糖 4.0g 酱油 6.0g
米醋 7.4g 淀粉 21.5g

营养成分 能量 1387.5kJ 蛋白质 13.0g 脂肪 17.3g 碳水化合物 31.3g
钠 698.4mg

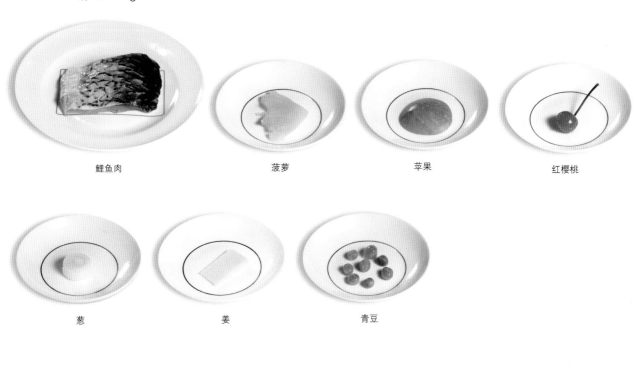

鲤鱼肉　　　　　菠萝　　　　　苹果　　　　　红樱桃

葱　　　　　姜　　　　　青豆

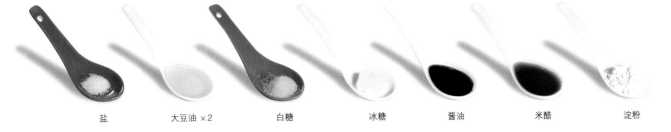

盐　　　大豆油×2　　　白糖　　　冰糖　　　酱油　　　米醋　　　淀粉

碳烤鲅鱼玉米饼（鲁菜）

主 辅 料 鲅鱼肉 100.0g 芹菜 4.0g 洋葱 4.0g 香菜 4.0g 胡萝卜 4.0g

调 味 料 盐 0.5g 麦芽糖 3.4g 酱油 4.0g 干红辣椒 0.8g 八角 0.4g
香叶 0.6g 日本烧汁 6.4g 烧汁 4.3g 玉米粉 45.0g

营养成分 能量 1330.1kJ 蛋白质 26.3g 脂肪 4.2g 碳水化合物 47.4g
钠 866.9mg

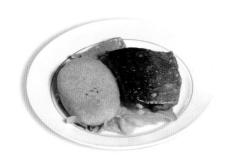

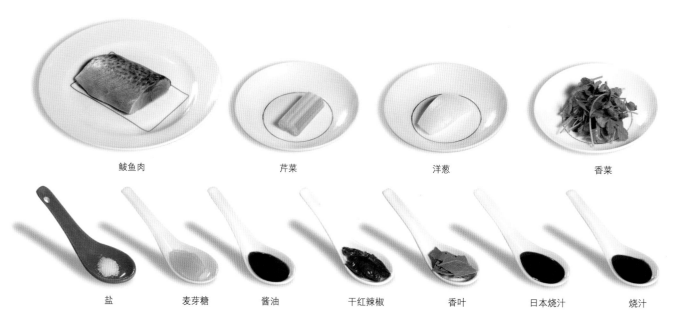

| 鲅鱼肉 | 芹菜 | 洋葱 | 香菜 |

| 盐 | 麦芽糖 | 酱油 | 干红辣椒 | 香叶 | 日本烧汁 | 烧汁 |

香煎罗非鱼（家常菜）

主 辅 料 罗非鱼肉 100.0g

调 味 料 盐 0.5g 大豆油 12.0g 料酒 8.3g 白胡椒粉 0.4g

营养成分 能量 867.3kJ 蛋白质 18.5g 脂肪 13.5g 碳水化合物 3.1g
钠 238.9mg

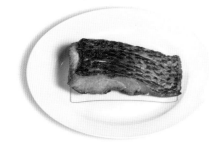

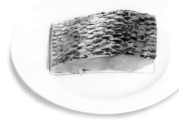

罗非鱼肉

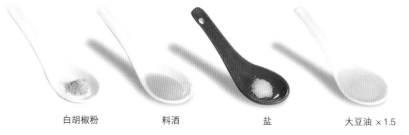

| 白胡椒粉 | 料酒 | 盐 | 大豆油 × 1.5 |

咸鱼茄子煲（粤菜）

主 辅 料 茄子 54.0g 咸鱼 5.0g 姜 1.5g 蒜 3.0g

调 味 料 盐 0.6g 大豆油 25.0g 生抽 3.8g 水淀粉 2.1g

营养成分 能量 1024.1kJ 蛋白质 1.0g 脂肪 25.0g 碳水化合物 5.8g
钠 481.7mg

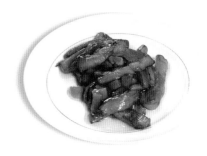

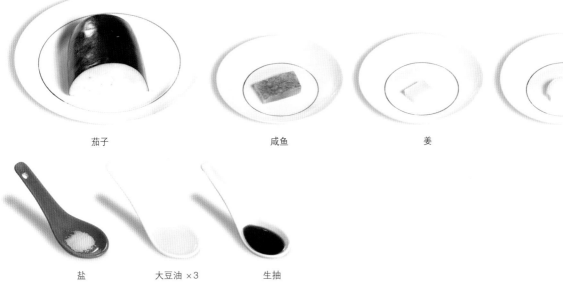

| 茄子 | 咸鱼 | 姜 | 蒜 |

盐　　　　大豆油 ×3　　　　生抽

响油鳝糊（淮扬菜）

主 辅 料 鳝鱼肉 100.0g 蒜 4.0g 葱 1.0g 姜 3.0g

调 味 料 盐 0.6g 大豆油 13.0g 白糖 1.1g 酱油 12.0g 香油 1.3g
红醋 2.0g 料酒 3.5g 白胡椒粉 0.5g 淀粉 2.6g

营养成分 能量 1069.4kJ 蛋白质 19.3g 脂肪 15.8g 碳水化合物 9.4g
钠 1152.1mg

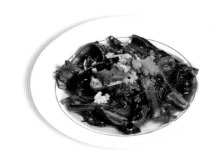

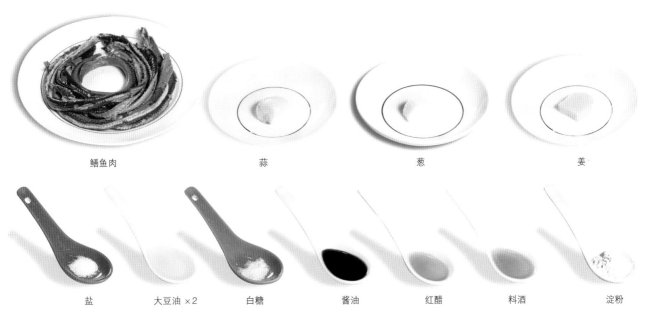

鳝鱼肉　　　　　蒜　　　　　　葱　　　　　　姜

盐　　　大豆油 ×2　　白糖　　　酱油　　　红醋　　　料酒　　　淀粉

鱼头豆腐汤（淮扬菜）

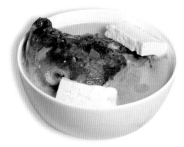

主 辅 料　鲢鱼头 100.0g　豆腐 50.0g　蒜 5.0g　葱 1.0g　蒜苗 2.0g

调 味 料　盐 1.0g　大豆油 9.8g　料酒 6.0g　白胡椒粉 0.2g

营养成分　能量 747.8kJ　蛋白质 10.0g　脂肪 14.5g　碳水化合物 3.6g
　　　　　　钠 432.7mg

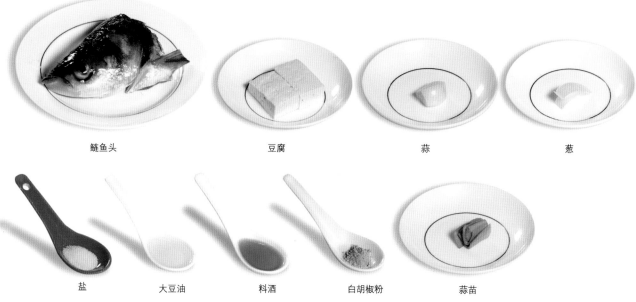

鲢鱼头　　　　　　豆腐　　　　　　　蒜　　　　　　　葱

盐　　　　　大豆油　　　　料酒　　　　白胡椒粉　　　　蒜苗

鱼头汤（家常菜）

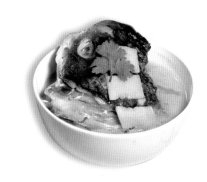

主 辅 料　胖头鱼头 190.0g　冬笋 8.3g　香菜 4.2g　葱 1.7g　姜 1.7g

调 味 料　盐 0.5g　大豆油 6.0g　料酒 1.7g　白胡椒粉 0.5g

营养成分　能量 927.8kJ　蛋白质 31.5g　脂肪 10.0g　碳水化合物 1.5g
　　　　　　钠 313.1mg

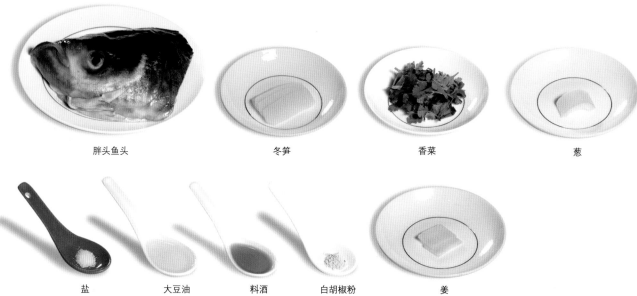

胖头鱼头　　　　　冬笋　　　　　　香菜　　　　　　葱

盐　　　　　大豆油　　　　料酒　　　　白胡椒粉　　　　姜

子龙脱袍（湘鄂菜）

主 辅 料 鳝鱼肉 60.0g 青笋 9.0g 冬菇 4.3g 青辣椒 7.1g 香菜 2.9g
鲜紫苏叶 0.5g

调 味 料 盐 1.0g 熟猪油 20.0g 香油 1.1g 米醋 1.1g 料酒 5.4g
味精 0.3g 白胡椒粉 0.6g 淀粉 8.4g 鸡蛋清 6.7g

营养成分 能量 1391.3kJ 蛋白质 11.6g 脂肪 26.5g 碳水化合物 12.6g
钠 594.6mg

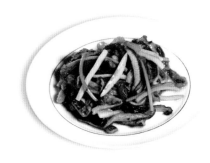

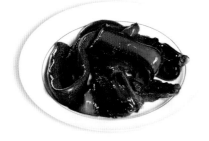
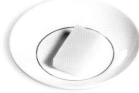
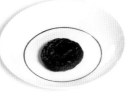
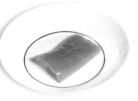

鳝鱼肉　　　　　　　青笋　　　　　　　　冬菇　　　　　　　　青辣椒

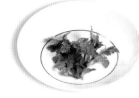
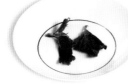

香菜　　　　　　　　鲜紫苏叶

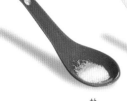

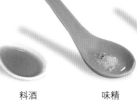

盐　　　　熟猪油　　　香油　　　料酒　　　味精　　　白胡椒粉　　淀粉

白灼虾（粤菜）

主 辅 料 青虾 38.0g 葱 1.0g 红辣椒 1.0g

调 味 料 盐 0.2g 花生油 4.0g 生抽 10.0g 香油 1.0g

营养成分 能量 324.8kJ 蛋白质 6.0g 脂肪 5.9g 碳水化合物 0.6g
钠 761.7mg

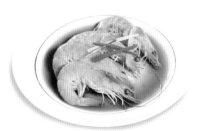

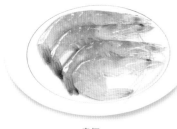
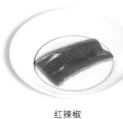
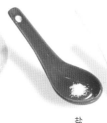

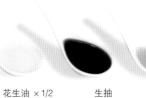

青虾　　　　　　　　红辣椒　　　　　　盐　　花生油 ×1/2　　生抽　　　香油

宫保虾球（家常菜）

主 辅 料　河虾 50.0g　鸡蛋清 2.0g　葱 4.0g　姜 3.2g　蒜 2.4g　腰果 8.0g

调 味 料　盐 0.7g　大豆油 20.0g　白糖 3.6g　酱油 2.5g　红烧酱油 0.3g
　　　　　红油 2.1g　米醋 2.2g　料酒 1.6g　味精 0.5g　淀粉 2.8g
　　　　　白胡椒粉 0.1g　干红辣椒 1.8g

营养成分　能量 1574.0kJ　蛋白质 22.0g　脂肪 27.7g　碳水化合物 11.0g
　　　　　钠 2628.3mg

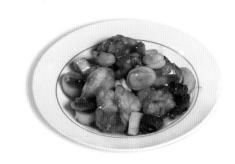

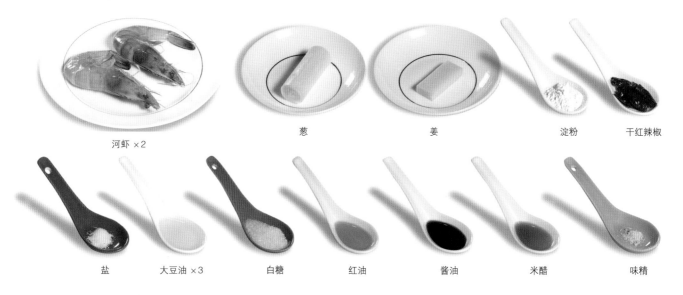

河虾 ×2　　　葱　　　姜　　　淀粉　　　干红辣椒

盐　　　大豆油 ×3　　　白糖　　　红油　　　酱油　　　米醋　　　味精

潜江油焖大虾（湘鄂菜）

主 辅 料　小龙虾（每只成品可食部 3.5 克）　蒜 5.0g　葱 2.0g　姜 2.0g

调 味 料　盐 1.1g　大豆油 12.0g　白糖 2.6g　豆瓣酱 3.9g　料酒 4.7g　啤酒 8.0g
　　　　　米醋 3.0g　白酒 4.0g　蚝油 1.8g　辣椒 2.0g　花椒 2.0g

营养成分　能量 109.2kJ　蛋白质 1.7g　脂肪 1.7g　碳水化合物 1.1g　钠 98.5mg

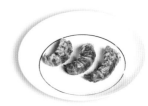

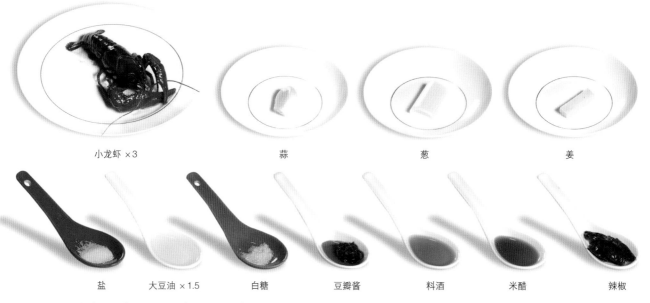

小龙虾 ×3　　　蒜　　　葱　　　姜

盐　　　大豆油 ×1.5　　　白糖　　　豆瓣酱　　　料酒　　　米醋　　　辣椒

注：小龙虾营养成分参照螯虾计算，实测可食部分比例为 10%。调味料用量取 10% 计入成品菜营养成分。

洋葱炒河虾（淮扬菜）

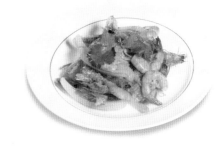

主 辅 料　河虾 50.0g　洋葱 20.0g

调 味 料　盐 1.0g　大豆油 5.7g　料酒 4.9g　淀粉 0.6g

营养成分　能量 439.0kJ　蛋白质 8.4g　脂肪 6.9g　碳水化合物 2.3g
　　　　　钠 474.4mg

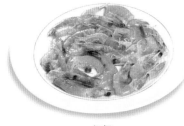 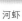 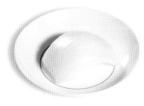

河虾　　　　　　　　　　　　　洋葱

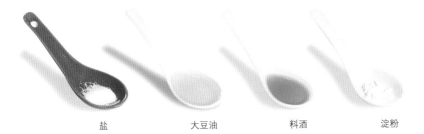

盐　　　　　大豆油　　　　料酒　　　　淀粉

虾仔茄花（西北菜）

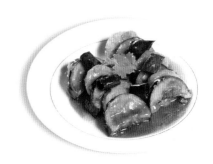

主 辅 料　长茄子 40.0g　虾仁 30.0g

调 味 料　盐 1.0g　干红辣椒 1.0g　番茄酱 1.0g

营养成分　能量 287.9kJ　蛋白质 13.8g　脂肪 0.9g　碳水化合物 2.9g
　　　　　钠 1861.9mg

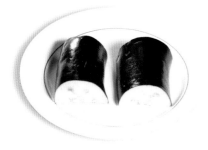 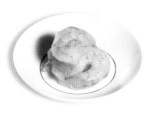

长茄子　　　　　　　　　　　　虾仁

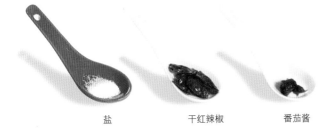

盐　　　　　干红辣椒　　　　番茄酱

盐水大虾（家常菜）

主 辅 料 虾仁 30.0g 姜 4.0g

调 味 料 盐 1.1g 酱油 3.0g 料酒 5.0g 花椒 1.0g

营养成分 能量 150.5kJ 蛋白质 5.9g 脂肪 0.2g 碳水化合物 2.7g
钠 716.9mg

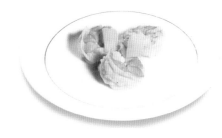

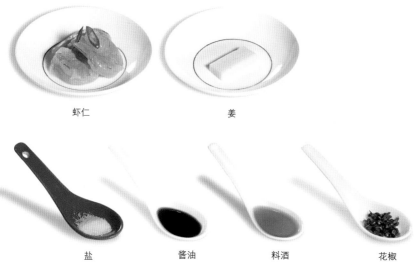

虾仁　　　　　　　　姜

盐　　　　酱油　　　料酒　　　花椒

鸡煲蟹（粤菜）

主 辅 料 三黄鸡肉 40.0g 蒜 6.0g 梭蟹 20.0g 红葱头 40.0g

调 味 料 大豆油 18.6g 白糖 2.5g 酱油 7.0g 老抽 1.0g 蚝油 3.8g
鸡粉 1.5g 料酒 15.0g 淀粉 7.0g

营养成分 能量 1344.3kJ 蛋白质 12.5g 脂肪 22.8g 碳水化合物 22.0g
钠 1128.8mg

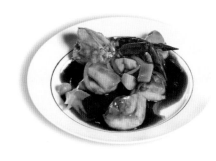

三黄鸡肉　　　　　　　梭蟹　　　　　　红葱头　　　　蒜

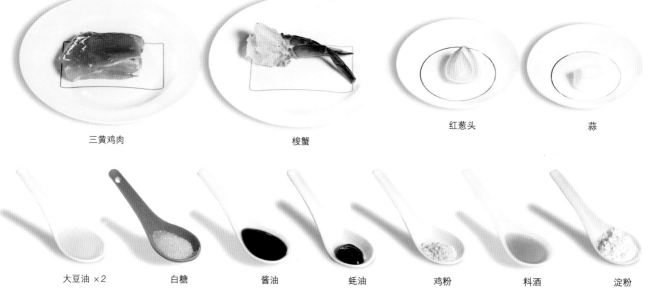

大豆油 ×2　　白糖　　　酱油　　　蚝油　　　鸡粉　　　料酒　　　淀粉

螃蟹粉丝煲（粤菜）

主 辅 料 大闸蟹 97.0g 粉丝 20.0g 姜 4.0g 虾仁 10.0g 洋葱 7.0g

调 味 料 盐 0.9g 大豆油 18.0g 熟猪油 0.4g 生抽 3.5g 老抽 0.6g
黄酒 1.3g 白胡椒粉 0.5g

营养成分 能量 1267.1kJ 蛋白质 12.1g 脂肪 19.7g 碳水化合物 19.2g
钠 1191.0mg

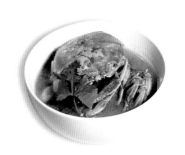

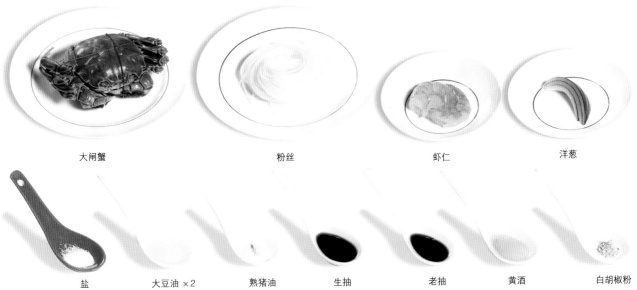

大闸蟹　　　　　　　　　粉丝　　　　　　　　　虾仁　　　　　　　　　洋葱

盐　　　大豆油×2　　熟猪油　　生抽　　老抽　　黄酒　　白胡椒粉

鲍鱼焖鸡（粤菜）

主 辅 料 鲜鲍鱼 50.0g 鸡胸肉 60.0g 姜 4.0g 葱 4.0g 蒜 2.0g
高汤 60.0g

调 味 料 盐 2.0g 香油 0.8g 白糖 2.4g 生抽 3.9g 酿酒 5.1g
柱候酱 1.6g 蚝油 2.1g 生粉 2.3g

营养成分 能量 643.7kJ 蛋白质 21.8g 脂肪 2.5g 碳水化合物 12.9g
钠 2211.9mg

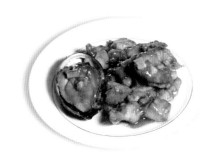

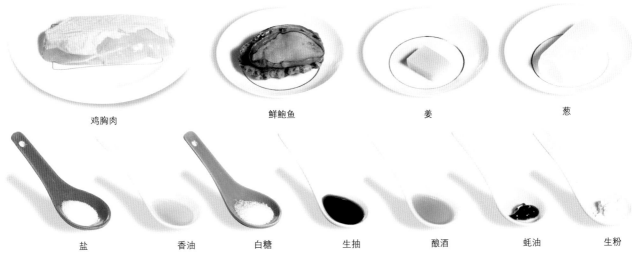

鸡胸肉　　　　　　　　鲜鲍鱼　　　　　　　　姜　　　　　　　　葱

盐　　　香油　　　白糖　　　生抽　　　酿酒　　　蚝油　　　生粉

水产类

葱烧海参（鲁菜）

主 辅 料 海参（水发）110.0g 葱 13.0g

调 味 料 大豆油 1.0g 白糖 4.3g 酱油 5.4g 老抽 1.0g 蚝油 6.6g
鸡汁 2.1g

营养成分 能量 555.2kJ 蛋白质 19.3g 脂肪 1.5g 碳水化合物 19.6g
钠 1504.5mg

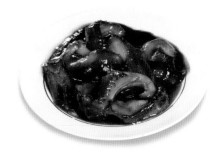

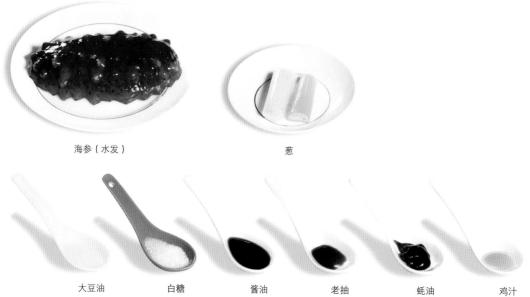

海参（水发）   葱

大豆油   白糖   酱油   老抽   蚝油   鸡汁

大墨鱼烧白萝卜丝（鲁菜）

主 辅 料 墨鱼 90.0g 萝卜 90.0g

调 味 料 盐 1.2g 大豆油 0.6g 熟猪油 7.0g 味精 0.5g 白胡椒粉 1.0g
淀粉 3.0g

营养成分 能量 726.5kJ 蛋白质 14.8g 脂肪 7.7g 碳水化合物 11.5g
钠 727.0mg

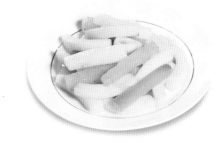

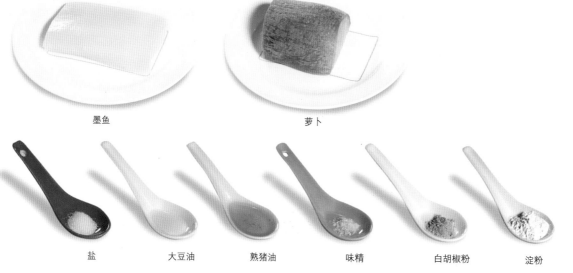

墨鱼   萝卜

盐   大豆油   熟猪油   味精   白胡椒粉   淀粉

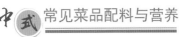

蚝烙（粤菜）

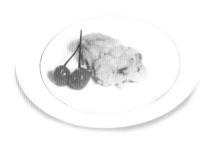

主 辅 料　生蚝 24.0g　葱 2.0g　香菜 3.0g　鸡蛋 7.0g

调 味 料　熟猪油 8.0g　鱼露 7.6g　辣椒酱 9.0g　红辣椒 5.2g　地瓜粉 17.0g

营养成分　能量 738.5kJ　蛋白质 5.7g　脂肪 10.0g　碳水化合物 17.1g
　　　　　　钠 1513.1mg

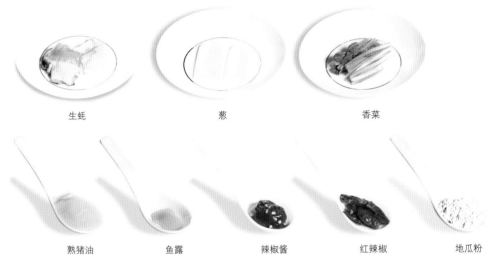

生蚝　　　　　　葱　　　　　　香菜

熟猪油　　　鱼露　　　辣椒酱　　　红辣椒　　　地瓜粉

红烧荆沙甲鱼（湘鄂菜）

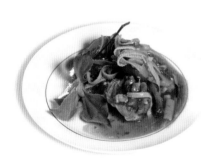

主 辅 料　甲鱼 60.0g　姜 3.0g　葱 7.0g　香菇 6.9g　豆腐皮 6.3g

调 味 料　大豆油 11.0g　白糖 1.2g　熟猪油 2.0g　红油酱 6.0g　豆瓣酱 1.6g
　　　　　　味精 1.4g　料酒 13.6g　黑胡椒粉 0.4g　水淀粉 2.5g

营养成分　能量 1092.2kJ　蛋白质 16.4g　脂肪 17.2g　碳水化合物 11.7g
　　　　　　钠 791.7mg

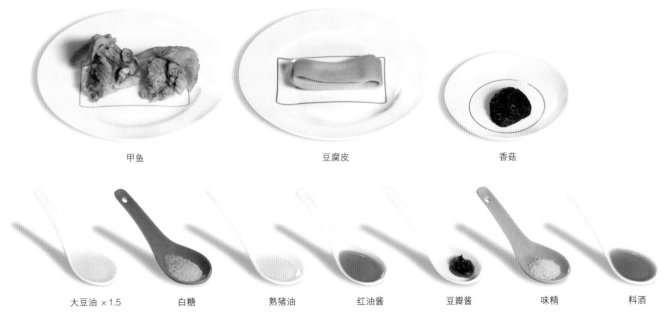

甲鱼　　　　　　　豆腐皮　　　　　　香菇

大豆油 ×1.5　　白糖　　　熟猪油　　　红油酱　　　豆瓣酱　　　味精　　　料酒

海蜇里子炖白菜（鲁菜）

主 辅 料　海蜇 50.0g　白菜 50.0g　胡萝卜 3.3g　木耳 4.0g　香菜 3.3g
　　　　　　葱 5.4g　姜 1.0g

调 味 料　盐 1.3g　熟猪油 13.1g　香油 0.7g　味精 0.6g　白胡椒粉 0.7g

营养成分　能量 701.6kJ　蛋白质 4.1g　脂肪 12.6g　碳水化合物 10.2g
　　　　　　钠 836.7mg

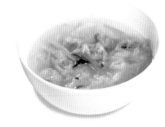

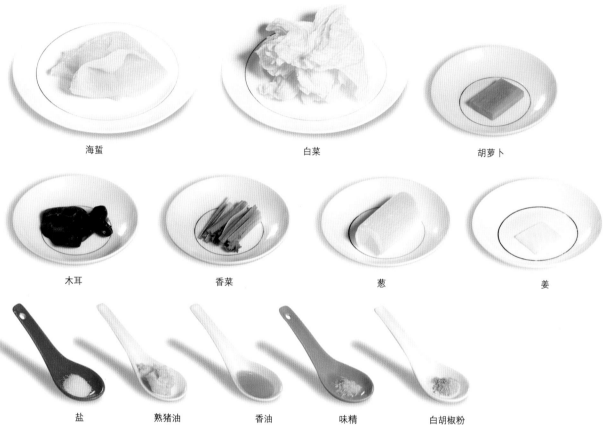

海蜇　　　　　　　　　　　白菜　　　　　　　　　　　胡萝卜

木耳　　　　　　　香菜　　　　　　　葱　　　　　　　　姜

盐　　　　　熟猪油　　　　　香油　　　　　味精　　　　白胡椒粉

海蜇脑子氽水蛋（鲁菜）

主 辅 料　海蜇脑子 27.0g　鸡蛋 55.0g

调 味 料　盐 2.0g　大豆油 11.9g　香油 1.9g　白胡椒粉 0.8g

营养成分　能量 944.3kJ　蛋白质 8.4g　脂肪 19.6g　碳水化合物 3.8g
　　　　　　钠 982.3mg

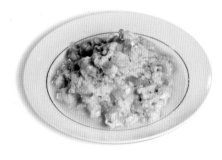

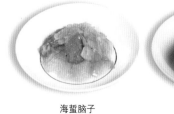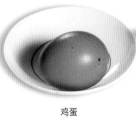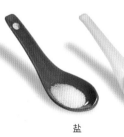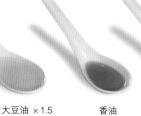

海蜇脑子　　　　　鸡蛋　　　　　　　盐　　　　大豆油×1.5　　　香油　　　　白胡椒粉

家常海参（川菜）

主 辅 料　海参（水发）50.0g　黄豆芽 16.7g　五花肉 8.3g　姜 1.7g　蒜苗 6.7g

调 味 料　大豆油 5.6g　酱油 2.8g　香油 0.9g　豆瓣酱 6.8g　料酒 5.1g
　　　　　水淀粉 0.9g　味精 1.1g

营养成分　能量 558.7kJ　蛋白质 6.6g　脂肪 10.4g　碳水化合物 4.1g
　　　　　钠 756.9mg

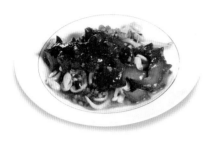

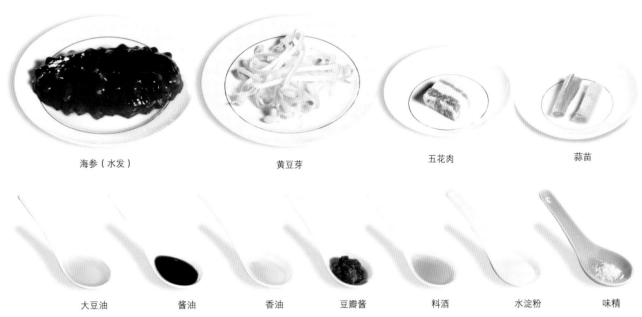

海参（水发）　　　　　黄豆芽　　　　　　　五花肉　　　　　　　蒜苗

大豆油　　　　酱油　　　　香油　　　　豆瓣酱　　　　料酒　　　　水淀粉　　　　味精

辣炒鲍鱼仔（鲁菜）

主 辅 料　鲜鲍鱼 50.0g　青辣椒 25.0g　木耳 5.0g

调 味 料　盐 1.8g　熟猪油 5.0g　白糖 1.6g　酱油 5.7g　蚝油 4.3g　味精 0.6g
　　　　　白胡椒粉 0.1g

营养成分　能量 460.9kJ　蛋白质 7.5g　脂肪 4.9g　碳水化合物 15.1g
　　　　　钠 2342.3mg

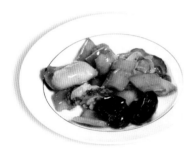

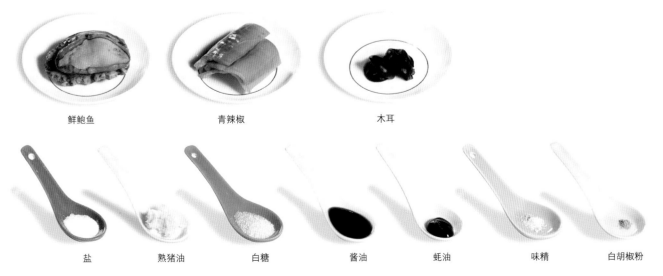

鲜鲍鱼　　　　　　　青辣椒　　　　　　　木耳

盐　　　　熟猪油　　　　白糖　　　　酱油　　　　蚝油　　　　味精　　　　白胡椒粉

RE CAI

辣炒蛤蜊（鲁菜）

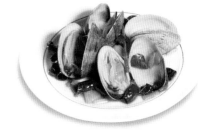

主 辅 料 蛤蜊 36.8g 葱 4.5g 香菜 2.0g

调 味 料 盐 0.5g 大豆油 12.5g 料酒 15.0g 干红辣椒 4.0g

营养成分 能量 625.0kJ 蛋白质 4.5g 脂肪 13.4g 碳水化合物 3.6g
钠 396.2mg

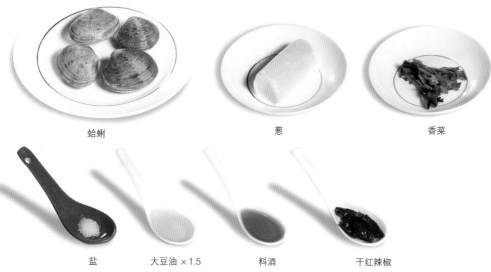

蛤蜊　　　　　　　　葱　　　　　　　　香菜

盐　　　大豆油 ×1.5　　　料酒　　　　干红辣椒

榄菜四季豆炒红螺（粤菜）

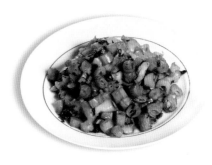

主 辅 料 红螺 70.0g 四季豆 40.0g 蒜 1.0g 葱 1.0g 姜 1.0g 橄榄菜 10.0g

调 味 料 盐 1.2g 大豆油 25.0g 白糖 0.8g 生抽 2.7g 蚝油 1.5g
料酒 0.5g 鱼露 1.0g

营养成分 能量 1368.5kJ 蛋白质 15.4g 脂肪 25.7g 碳水化合物 12.8g
钠 963.9mg

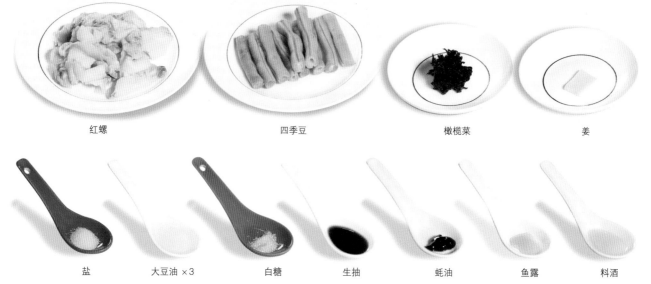

红螺　　　　　四季豆　　　　橄榄菜　　　　姜

盐　　大豆油 ×3　　白糖　　生抽　　蚝油　　鱼露　　料酒

老青岛炸牡蛎（粤菜）

主 辅 料 牡蛎（可食部分）13.0g

调 味 料 大豆油 3.0g 面粉 6.0g 生粉 5.2g

营养成分 能量 312.7kJ 蛋白质 2.3g 脂肪 3.3g 碳水化合物 9.2g
钠 55.6mg

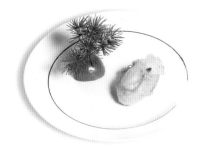

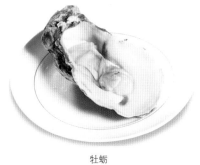

牡蛎　　　　　　　　　　　　大豆油　　　　面粉　　　　生粉

泡椒墨鱼仔（川菜）

主 辅 料 墨鱼仔 50.0g 芹菜 15.0g 姜 1.0g 蒜 2.0g 葱 3.0g

调 味 料 盐 1.6g 红油 2.8g 香油 0.5g 泡灯笼椒 20.0g 泡辣椒 2.0g
料酒 1.3g 醪糟汁 2.2g 白胡椒粉 0.2g 水淀粉 0.3g 味精 0.2g
干红辣椒 0.4g

营养成分 能量 527.6kJ 蛋白质 11.5g 脂肪 6.5g 碳水化合物 17.1g
钠 791.9mg

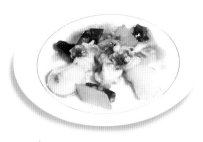

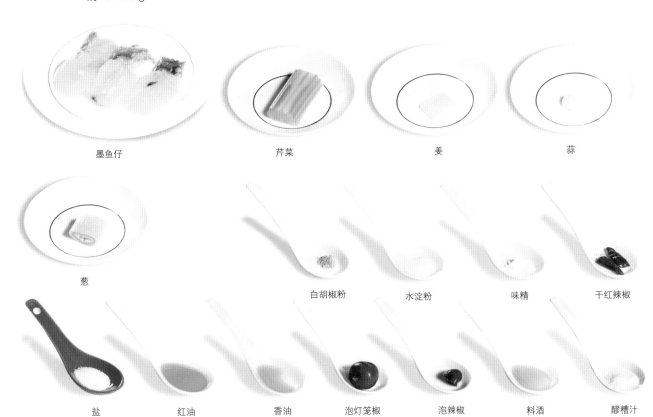

墨鱼仔　　　　　　芹菜　　　　　　姜　　　　　　蒜

葱

白胡椒粉　　　水淀粉　　　味精　　　干红辣椒

盐　　　红油　　　香油　　　泡灯笼椒　　　泡辣椒　　　料酒　　　醪糟汁

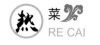

全家福（淮扬菜）

主 辅 料 油皮（猪皮）6.0g 五花肉 20.0g 鲢鱼 22.0g 火腿 6.0g
冬笋 3.0g 莴笋 30.0g 葱 7.5g 姜 3.0g

调 味 料 盐 0.7g 大豆油 6.0g 水淀粉 9.9g 味精 0.4g 料酒 5.0g
白胡椒粉 0.4g 淀粉 1.5g 鸡蛋清 39.5g 玉米粉 2.0g

营养成分 能量 1302.9kJ 蛋白质 14.2g 脂肪 22.0g 碳水化合物 14.4g
钠 925.1mg

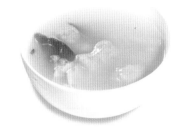

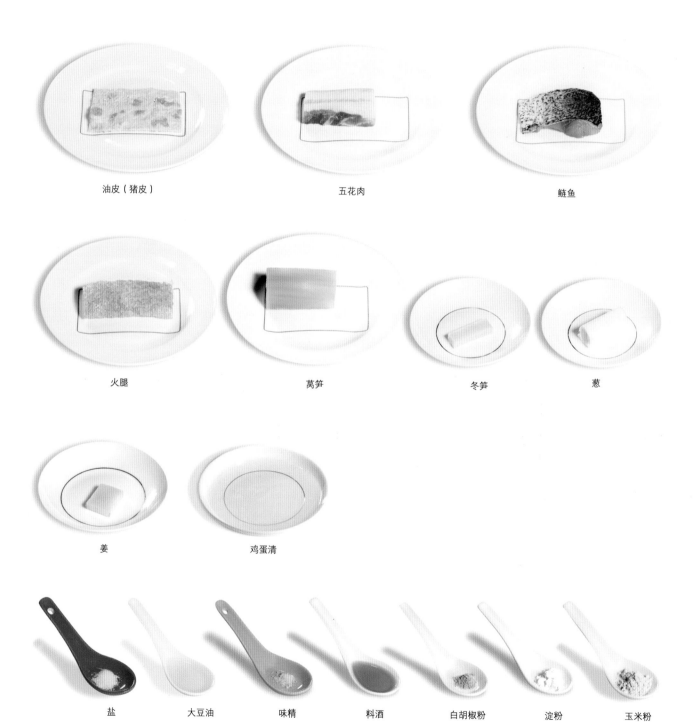

油皮（猪皮）　　　五花肉　　　鲢鱼

火腿　　　莴笋　　　冬笋　　　葱

姜　　　鸡蛋清

盐　　　大豆油　　　味精　　　料酒　　　白胡椒粉　　　淀粉　　　玉米粉

青椒鲜鱿鱼圈（家常菜）

主 辅 料 鱿鱼 20.0g 青椒 10.0g 蒜 0.6g 姜 0.4g

调 味 料 盐 1.0g 大豆油 1.0g 香油 0.4g 料酒 4.5g 花椒 0.4g
五香粉 0.2g

营养成分 能量 143.7kJ 蛋白质 3.7g 脂肪 1.9g 碳水化合物 1.1g
钠 428.0mg

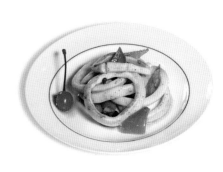

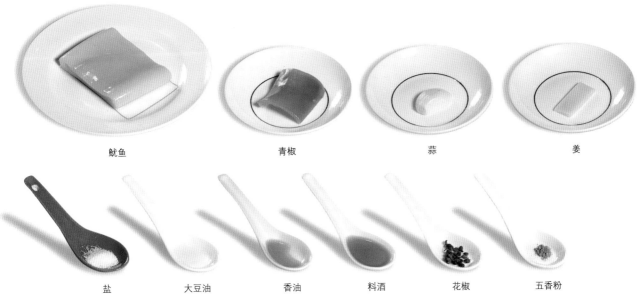

鱿鱼　　　　　　青椒　　　　　　蒜　　　　　　姜

盐　　　大豆油　　　香油　　　料酒　　　花椒　　　五香粉

蒜蓉粉丝蒸扇贝（粤菜）

主 辅 料 扇贝（可食部分）19.2g 蒜 6.0g 粉丝 5.0g 香葱 1.0g

调 味 料 盐 0.7g 色拉油 5.0g 料酒 6.2g 鸡粉 0.7g

营养成分 能量 346.5kJ 蛋白质 2.6g 脂肪 5.1g 碳水化合物 6.6g
钠 491.0mg

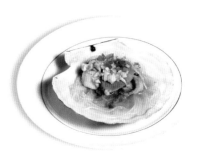

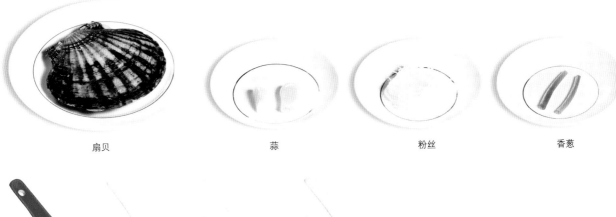

扇贝　　　　　　蒜　　　　　　粉丝　　　　　　香葱

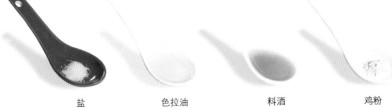

盐　　　色拉油　　　料酒　　　鸡粉

三鲜汤（家常菜）

主 辅 料　鱿鱼 30.0g　鸡胸肉 30.0g　海参（水发）30.0g　葱 5.9g　姜 5.9g

调 味 料　盐 1.8g　料酒 5.9g

营养成分　能量 370.9kJ　蛋白质 17.7g　脂肪 1.2g　碳水化合物 1.9g
　　　　　钠 908.6mg

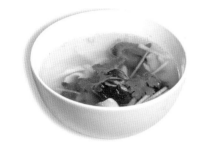

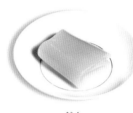
鱿鱼

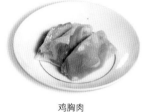
鸡胸肉

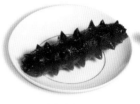
海参（水发）

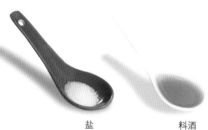
盐　　　　　料酒

烧汁墨鱼丸（鲁菜）

主 辅 料　墨鱼 85.0g　猪肥膘 30.0g　荠菜 6.0g　菠菜 4.0g　木耳 2.0g
　　　　　蛋皮 2.0g　葱 2.0g　姜 2.0g

调 味 料　盐 2.0g　味精 0.3g　白胡椒粉 0.2g　鸡蛋清 10.0g　生粉 3.3g
　　　　　淀粉 2.0g　料酒 3.0g

营养成分　能量 966.2kJ　蛋白质 18.9g　脂肪 13.2g　碳水化合物 9.4g
　　　　　钠 1012.8mg

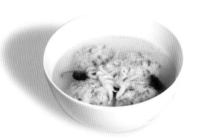

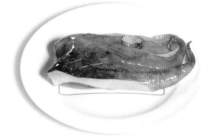
墨鱼

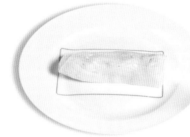
猪肥膘

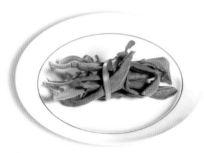
荠菜

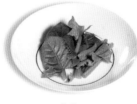
菠菜

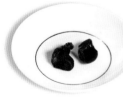
木耳

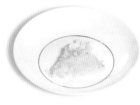
蛋皮

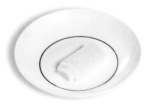
葱

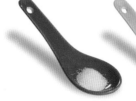
盐

味精

白胡椒粉

生粉

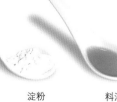
淀粉

料酒

土豆烧甲鱼（川菜）

主 辅 料 甲鱼 133.5g 土豆 34.0g 香菜 1.0g 姜 0.9g 葱 7.5g

调 味 料 盐 1.8g 大豆油 7.5g 味精 0.8g 料酒 5.0g 八角 0.5g 花椒 0.1g
白胡椒粉 0.6g 水淀粉 1.5g

营养成分 能量 888.9kJ 蛋白质 16.9g 脂肪 11.4g 碳水化合物 10.8g
钠 874.0mg

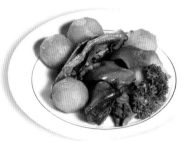

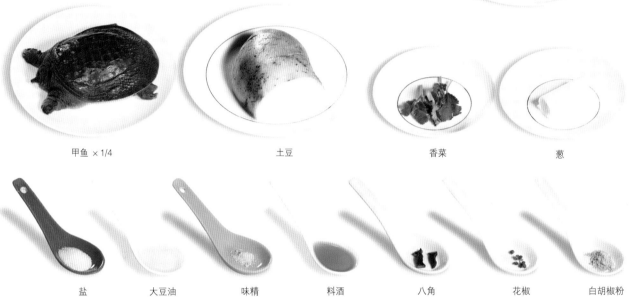

| 甲鱼 ×1/4 | 土豆 | 香菜 | 葱 |

| 盐 | 大豆油 | 味精 | 料酒 | 八角 | 花椒 | 白胡椒粉 |

注：甲鱼宰杀后去除壳、头、内脏等部位。

XO 酱爆鲜鱿（粤菜）

主 辅 料 鱿鱼 100.0g 青辣椒 1.7g 红辣椒 1.7g 姜 1.0g 葱 1.7g

调 味 料 盐 1.7g 大豆油 5.4g 红油 3.8g XO 酱 4.2g 鸡粉 0.7g

营养成分 能量 734.1kJ 蛋白质 18.0g 脂肪 11.0g 碳水化合物 1.9g
钠 1153.6mg

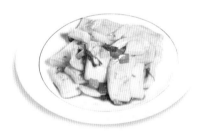

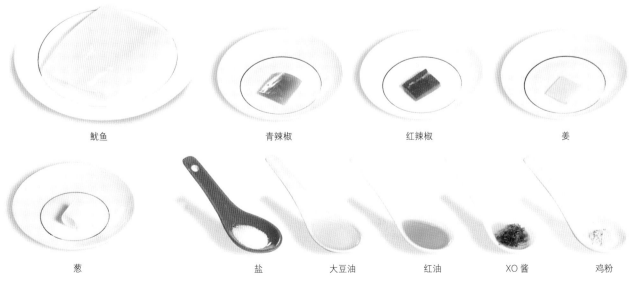

| 鱿鱼 | 青辣椒 | 红辣椒 | 姜 |

| 葱 | 盐 | 大豆油 | 红油 | XO 酱 | 鸡粉 |

水产类

原壳鲍鱼（鲁菜）

主 辅 料 鲍鱼肉 100.0g　木耳 10.0g　西兰花 25.0g

调 味 料 盐 1.0g　大豆油 3.4g　生粉 3.7g　鸡蛋清 15.0g

营养成分 能量 655.4kJ　蛋白质 15.5g　脂肪 5.9g　碳水化合物 11.4g
　　　　　钠 2436.5mg

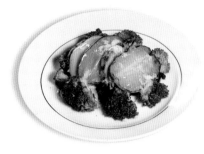

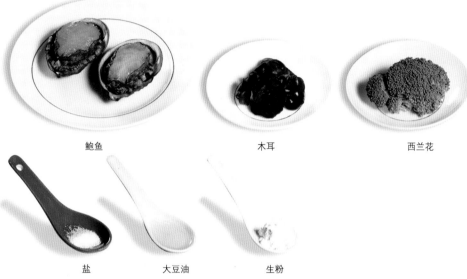

鲍鱼　　　　　　　木耳　　　　　　　西兰花

盐　　　　　　大豆油　　　　　　生粉

菠萝咕噜肉（粤菜）

主 辅 料 五花肉 60.0g　菠萝 17.0g　红辣椒 7.0g　青辣椒 4.5g　山楂 0.5g
　　　　　葱 1.3g　蒜 1.3g

调 味 料 盐 1.3g　大豆油 3.3g　白糖 7.5g　白醋 2.6g　番茄酱 19.0g
　　　　　生粉 6.0g　味精 2.1g　料酒 2.0g　胡椒粉 0.8g　鸡蛋 2.4g

营养成分 能量 1472.7kJ　蛋白质 8.1g　脂肪 25.7g　碳水化合物 23.9g
　　　　　钠 727.0mg

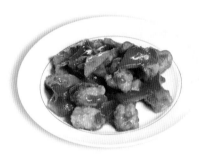

猪肉　　　　　　菠萝　　　　　　红辣椒　　　　　青辣椒

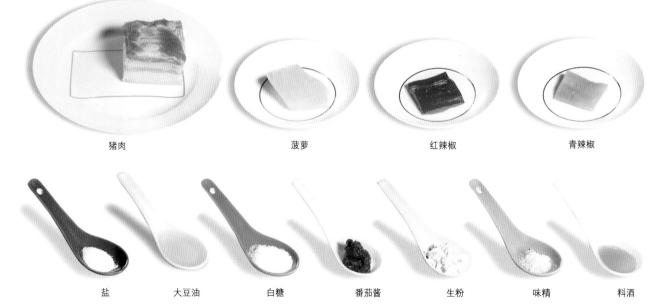

猪类

盐　　　　大豆油　　　　白糖　　　　番茄酱　　　　生粉　　　　味精　　　　料酒

炒木须肉（家常菜）

主 辅 料 鸡蛋 20.0g 木耳 6.3g 青菜 12.5g 通脊肉 25.0g 黄花 12.5g
葱 1.3g 姜 1.3g 蒜 1.3g

调 味 料 盐 0.7g 大豆油 8.3g 白糖 0.2g 酱油 1.4g 料酒 1.0g
鸡粉 0.4g

营养成分 能量 794.8kJ 蛋白质 10.5g 脂肪 25.2g 碳水化合物 6.4g
钠 555.3mg

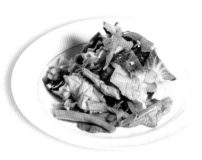

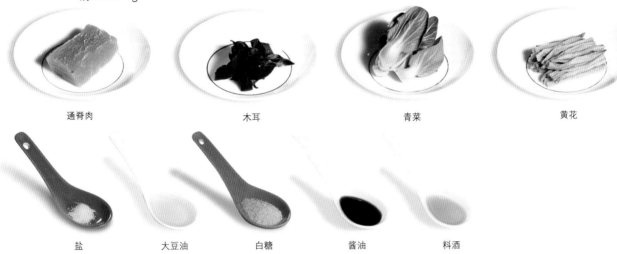

通脊肉　　　　　木耳　　　　　青菜　　　　　黄花

盐　　　　大豆油　　　　白糖　　　　酱油　　　　料酒

豉汁蒸排骨（粤菜）

主 辅 料 猪肋排 100.0g 葱 2.0g 姜 3.6g 豆豉 8.0g

调 味 料 香油 1.0g 白糖 1.0g 酱油 2.0g 生抽 1.7g 蚝油 1.0g
料酒 2.0g 陈皮 1.0g 桂皮 0.4g 花椒 0.1g 红椒 1.0g
生粉 2.0g 八角 0.6g

营养成分 能量 1833.0kJ 蛋白质 8.8g 脂肪 41.6g 碳水化合物 9.5g
钠 374.2mg

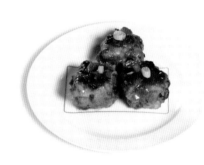

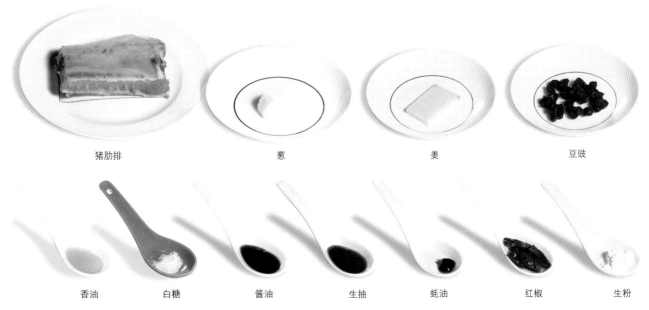

猪肋排　　　　　葱　　　　　姜　　　　　豆豉

香油　　　白糖　　　酱油　　　生抽　　　蚝油　　　红椒　　　生粉

潮州小炒皇（粤菜）

主 辅 料 猪瘦肉 70.0g 鱿鱼 25.0g 海蜇皮 15.0g 绿豆芽 10.0g
韭黄 10.0g 冬笋 10.0g 青辣椒 4.0g 红辣椒 3.5g 蒜 5.0g
葱 5.0g

调 味 料 盐 1.0g 大豆油 20.0g 白糖 2.0g 蚝油 4.5g 鸡蛋清 9.0g
淀粉 5.5g

营养成分 能量 1577.1kJ 蛋白质 22.1g 脂肪 26.2g 碳水化合物 20.4g
钠 729.6mg

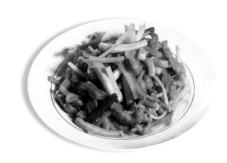

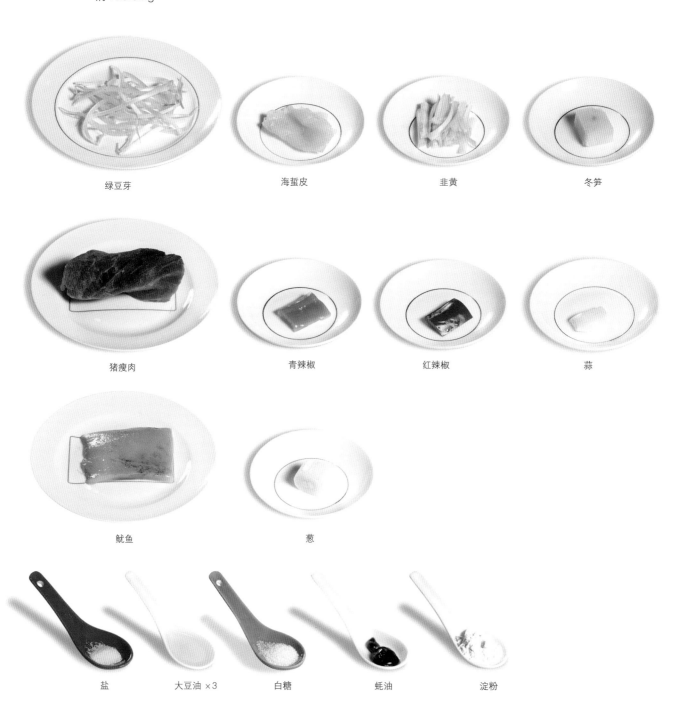

绿豆芽	海蜇皮	韭黄	冬笋
猪瘦肉	青辣椒	红辣椒	蒜
鱿鱼	葱		
盐	大豆油 ×3	白糖	蚝油 淀粉

冬瓜氽丸子（家常菜）

主 辅 料　猪肉末 40.0g　冬瓜 50.0g　香菜 2.0g　葱 2.0g　姜 2.0g

调 味 料　盐 0.6g　香油 1.0g　料酒 5.0g

营养成分　能量 725.4kJ　蛋白质 5.5g　脂肪 15.9g　碳水化合物 2.6g
　　　　　钠 275.9mg

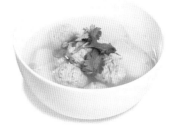

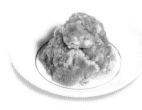
猪肉末

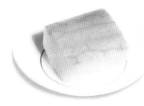
冬瓜

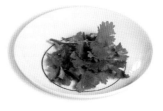
香菜

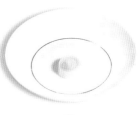
葱

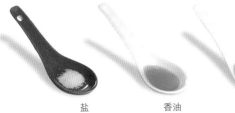
盐　　　　香油　　　　料酒

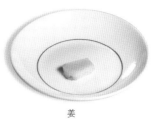
姜

冬瓜排骨汤（淮扬菜）

主 辅 料　猪肋排 53.0g　冬瓜 66.0g　葱 2.0g　姜 2.0g

调 味 料　盐 0.8g　料酒 5.2g　水淀粉 9.9g　味精 0.6g

营养成分　能量 620.3kJ　蛋白质 6.7g　脂肪 9.0g　碳水化合物 10.7g
　　　　　钠 390.0mg

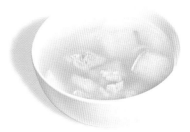

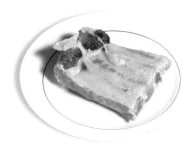
猪肋排

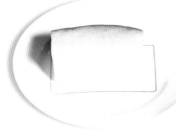
冬瓜

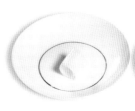
葱

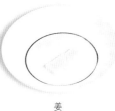
姜

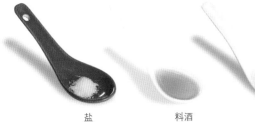
盐　　　　料酒

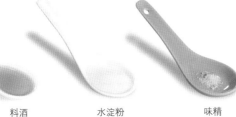
水淀粉　　　味精

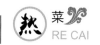

东坡肘子（川菜）

主 辅 料 猪肘 50.0g 小白菜 12.5g 冬笋 2.5g 葱 3.0g 姜 1.3g

调 味 料 盐 0.8g 大豆油 2.0g 香油 0.2g 糖色 3.5g 八角 1.2g
花椒 0.1g 胡椒 0.3g 水淀粉 0.3g 味精 0.2g

营养成分 能量 584.7kJ 蛋白质 6.2g 脂肪 10.0g 碳水化合物 6.7g
钠 384.3mg

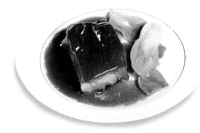

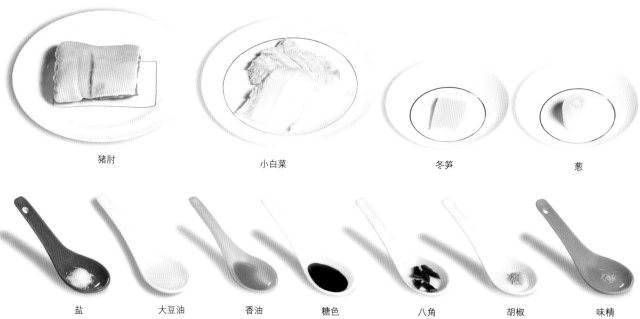

| 猪肘 | 小白菜 | 冬笋 | 葱 |

| 盐 | 大豆油 | 香油 | 糖色 | 八角 | 胡椒 | 味精 |

锅包肉（家常菜）

主 辅 料 猪里脊肉 100.0g 蒜 3.0g 葱 1.5g 姜 1.5g

调 味 料 盐 1.0g 大豆油 20.0g 白糖 33.3g 淀粉 30.0g

营养成分 能量 2428.9kJ 蛋白质 20.4g 脂肪 28.0g 碳水化合物 60.8g
钠 439.2mg

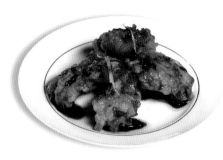

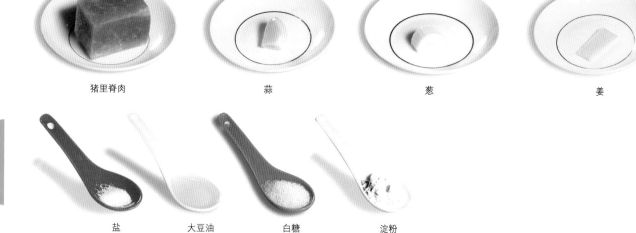

| 猪里脊肉 | 蒜 | 葱 | 姜 |

| 盐 | 大豆油 | 白糖 | 淀粉 |

过油肉（西北菜）

主辅料 猪里脊肉 50.0g 香葱 6.0g 黄瓜 10.0g 木耳 4.5g 姜 1.7g
冬笋 7.0g 蒜 2.0g

调味料 盐 1.0g 大豆油 38.4g 熟猪油 12.5g 酱油 5.6g 香油 5.0g
甜面酱 1.7g 米醋 1.5g 料酒 3.5g 花椒 1.5g 淀粉 1.3g

营养成分 能量 2524.2kJ 蛋白质 11.5g 脂肪 58.5g 碳水化合物 7.7g
钠 869.9mg

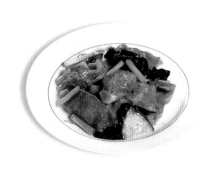

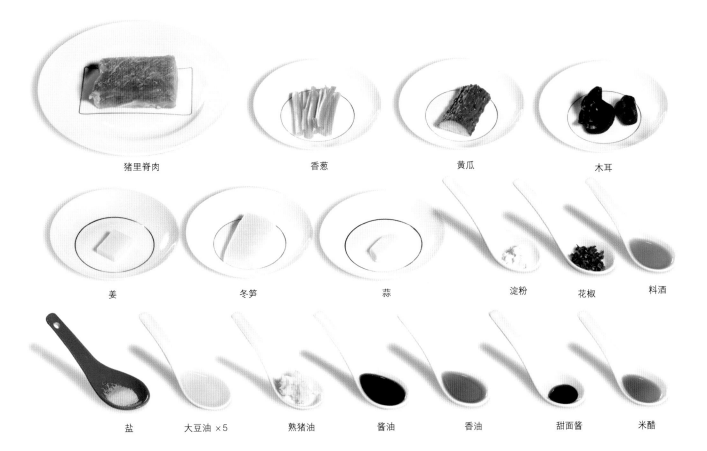

猪里脊肉　　　　　香葱　　　　　黄瓜　　　　　木耳

姜　　　　冬笋　　　　蒜　　　　淀粉　　　花椒　　　料酒

盐　　　大豆油×5　　熟猪油　　　酱油　　　香油　　　甜面酱　　　米醋

干炸丸子（家常菜）

主辅料 猪肉末 50.0g 姜 2.0g

调味料 盐 2.0g 大豆油 6.3g 黄豆酱 2.0g 料酒 3.0g 淀粉 12.0g
花椒盐 2.0g

营养成分 能量 1279.5kJ 蛋白质 7.0g 脂肪 25.1g 碳水化合物 13.5g
钠 897.9mg

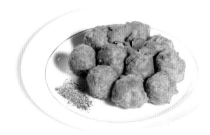

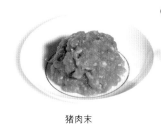
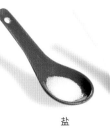
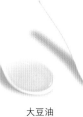
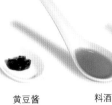

猪肉末　　　　盐　　　　大豆油　　　黄豆酱　　　料酒　　　淀粉　　　花椒盐

红菜苔炒腊肉（湘鄂菜）

主 辅 料　红菜苔 50.0g　腊肉 15.0g　蒜苔 6.0g　姜 2.0g　葱 0.5g

调 味 料　盐 1.0g　大豆油 10.0g　米醋 1.6g　干红辣椒 2.0g

营养成分　能量 539.7kJ　蛋白质 3.9g　脂肪 11.6g　碳水化合物 2.8g
　　　　　钠 404.6mg

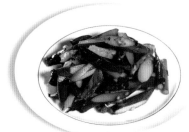

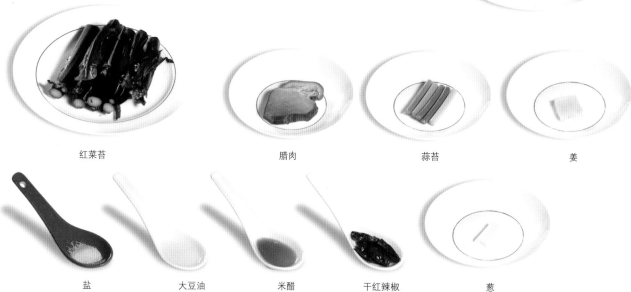

红菜苔　　　　　腊肉　　　　　蒜苔　　　　　姜

盐　　　　大豆油　　　　米醋　　　干红辣椒　　　　葱

回锅肉（川菜）

主 辅 料　五花肉 44.0g　蒜 20.0g　蒜苗 5.0g

调 味 料　盐 0.1g　大豆油 6.0g　白糖 5.0g　酱油 2.5g　豆瓣酱 6.0g
　　　　　甜面酱 1.5g　味精 0.5g

营养成分　能量 1099.7kJ　蛋白质 7.7g　脂肪 19.6g　碳水化合物 14.3g
　　　　　钠 651.2mg

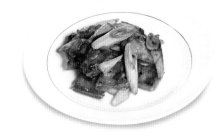

五花肉　　　　　蒜　　　　　蒜苗

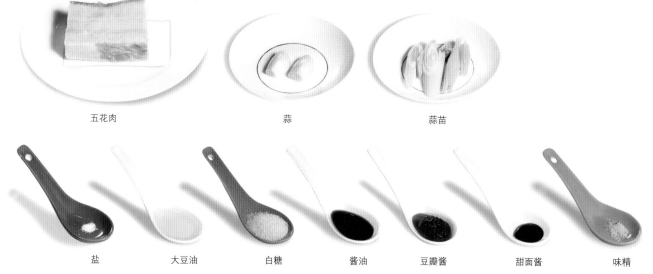

盐　　　大豆油　　　白糖　　　酱油　　　豆瓣酱　　　甜面酱　　　味精

黄陂三合（湘鄂菜）

主 辅 料 猪腿肉 70.0g 草鱼 50.0g 葱 3.7g 木耳 3.0g 香菇 5.0g

调 味 料 盐 1.6g 大豆油 26.5g 白糖 1.8g 酱油 1.2g 老抽 0.7g
熟猪油 2.0g 淀粉 1.8g 胡椒 1.0g 味精 0.5g

营养成分 能量 2442.2kJ 蛋白质 15.8g 脂肪 54.3g 碳水化合物 8.7g
钠 848.6mg

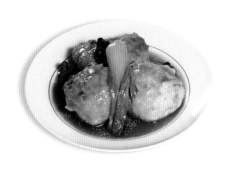

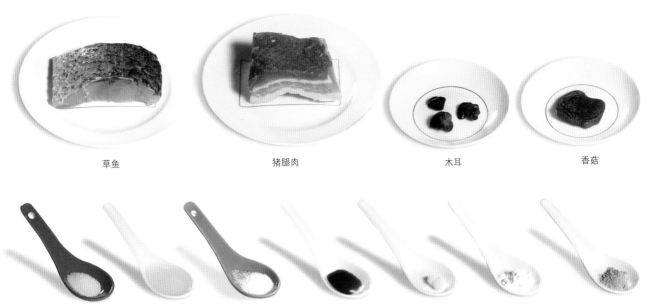

草鱼　　　　　　　猪腿肉　　　　　　　木耳　　　　　　　香菇

盐　　大豆油×4　　白糖　　酱油　　熟猪油　　淀粉　　胡椒

花旗参炖瘦肉（粤菜）

主 辅 料 猪瘦肉 50.0g 花旗参 2.0g 桂圆肉 2.7g

调 味 料 盐 0.6g 鸡粉 0.7g 枸杞 0.6g

营养成分 能量 328.8kJ 蛋白质 10.0g 脂肪 4.0g 碳水化合物 0.7g
钠 391.0mg

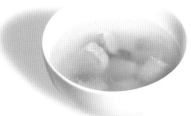

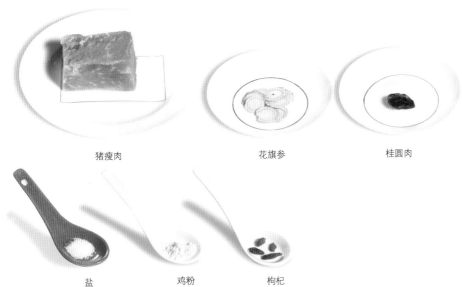

猪瘦肉　　　　　　花旗参　　　　　桂圆肉

盐　　　　鸡粉　　　枸杞

猪类

红烧肉（家常菜）

主 辅 料　五花肉 50.0g　葱 2.0g　姜 2.0g

调 味 料　盐 0.6g　大豆油 9.3g　白糖 3.0g　酱油 12.0g　料酒 2.0g

营养成分　能量 1297.5kJ　蛋白质 7.6g　脂肪 27.8g　碳水化合物 7.4g
　　　　　钠 1101.1mg

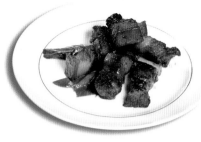

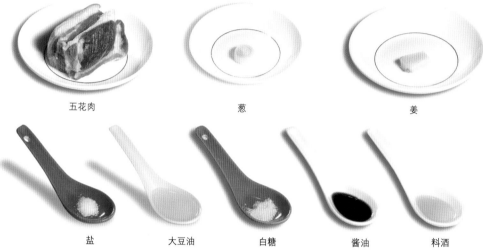

五花肉　　　　　　葱　　　　　　　　姜

盐　　　　大豆油　　　　白糖　　　　酱油　　　　料酒

荷叶粉蒸肉（准扬菜）

主 辅 料　大米 20.0g　五花肉（带皮）50.0g　葱 0.6g　姜 1.0g

调 味 料　盐 0.1g　白糖 0.8g　酱油 1.0g　淀粉 0.5g　五香粉 0.1g
　　　　　料酒 1.5g　鸡蛋清 6.0g

营养成分　能量 1085.6kJ　蛋白质 7.2g　脂肪 18.5g　碳水化合物 16.1g
　　　　　钠 142.9mg

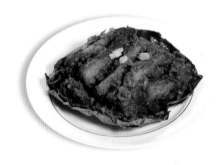

五花肉（带皮）　　　　大米　　　　　　葱　　　　　　姜

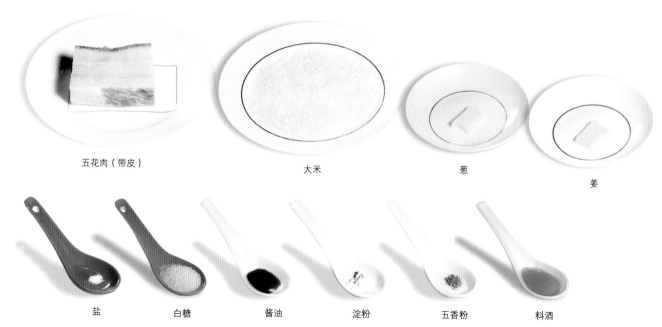

盐　　　　白糖　　　　酱油　　　　淀粉　　　五香粉　　　料酒

猪类

猪类

黄州东坡肉（湘鄂菜）

主 辅 料 五花肉 102.0g 西兰花 12.0g 姜 2.0g

调 味 料 大豆油 3.0g 冰糖 3.6g 酱油 7.0g 黄酒 15.0g 淀粉 5.0g

营养成分 能量 1828.0kJ 蛋白质 9.1g 脂肪 39.1g 碳水化合物 10.2g
钠 528.1mg

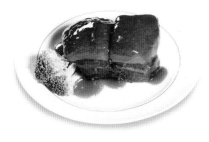

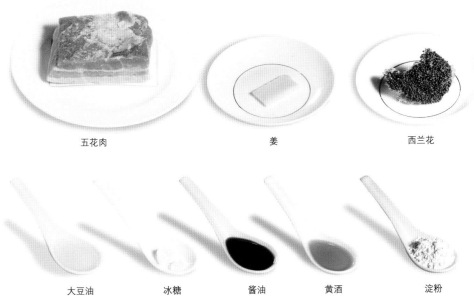

五花肉　　　　　　　　姜　　　　　　　西兰花

大豆油　　　冰糖　　　酱油　　　黄酒　　　淀粉

韭菜炒肉丝（淮扬菜）

主 辅 料 猪里脊肉 50.0g 韭菜 30.0g 葱 1.7g 姜 1.7g

调 味 料 盐 1.9g 大豆油 5.0g 料酒 3.3g

营养成分 能量 559.3kJ 蛋白质 10.9g 脂肪 9.1g 碳水化合物 2.0g
钠 780.3mg

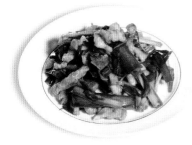

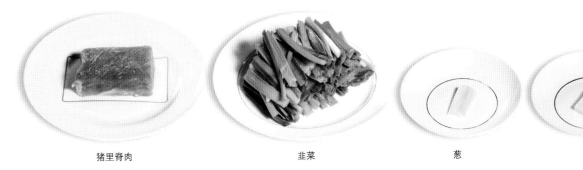

猪里脊肉　　　　　　韭菜　　　　　　葱　　　　　　姜

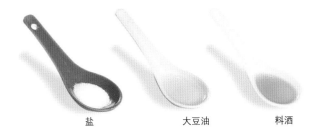

盐　　　　　大豆油　　　料酒

猪类

猪类

京都排骨（家常菜）

主 辅 料 猪大排 50.0g 蒜 2.6g

调 味 料 盐 0.5g 色拉油 7.0g 白糖 1.2g 酱油 1.6g 生粉 3.0g
料酒 4.0g 番茄酱 5.6g 吉士粉 4.0g

营养成分 能量 804.8kJ 蛋白质 6.8g 脂肪 24.1g 碳水化合物 9.9g
钠 346.3mg

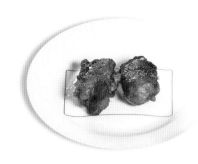

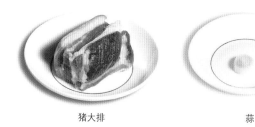

猪大排　　　　　　　　　　蒜

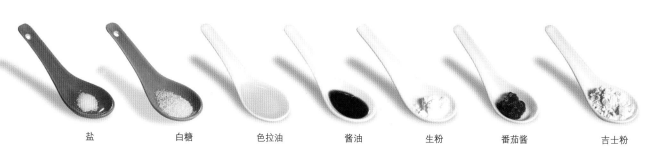

盐　　　白糖　　　色拉油　　　酱油　　　生粉　　　番茄酱　　　吉士粉

鸡蛋肉卷（家常菜）

主 辅 料 猪肉末 50.0g 姜 2.0g 鸡蛋 24.0g 葱 4.0g

调 味 料 盐 1.0g 香油 3.0g 料酒 5.0g

营养成分 能量 1092.9kJ 蛋白质 9.6g 脂肪 24.0g 碳水化合物 1.7g
钠 467.0mg

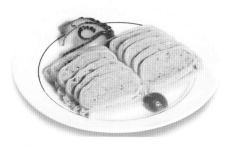

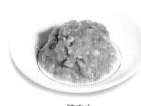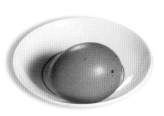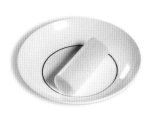

猪肉末　　　　　　　姜　　　　　　鸡蛋 ×1/2　　　　　葱

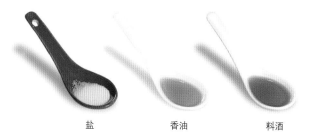

盐　　　　香油　　　料酒

猪类

京酱肉丝（家常菜）

主 辅 料　猪后腿肉 50.0g　葱 24.0g　姜 2.0g

调 味 料　大豆油 12.0g　白糖 3.0g　酱油 1.0g　甜面酱 5.0g　料酒 1.0g

营养成分　能量 1398.9kJ　蛋白质 7.4g　脂肪 30.6g　碳水化合物 7.6g
　　　　　钠 208.4mg

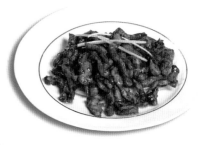

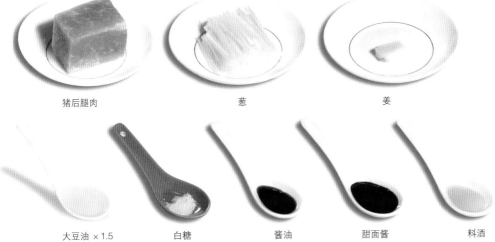

猪后腿肉	葱	姜

大豆油 ×1.5	白糖	酱油	甜面酱	料酒

腊味合蒸（湘鄂菜）

主 辅 料　腊猪肉 25.0g　腊鱼 26.0g　腊鸭 30.0g　腊鸡 27.0g　葱 0.3g
　　　　　蒜 0.9g　姜 1.7g

调 味 料　白糖 1.6g　酱油 6.0g　甜面酱 1.2g　料酒 11.0g　干红辣椒 12.0g

营养成分　能量 1014.7kJ　蛋白质 22.2g　脂肪 13.0g　碳水化合物 11.6g
　　　　　钠 538.7mg

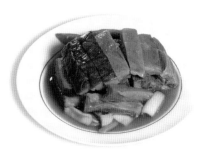

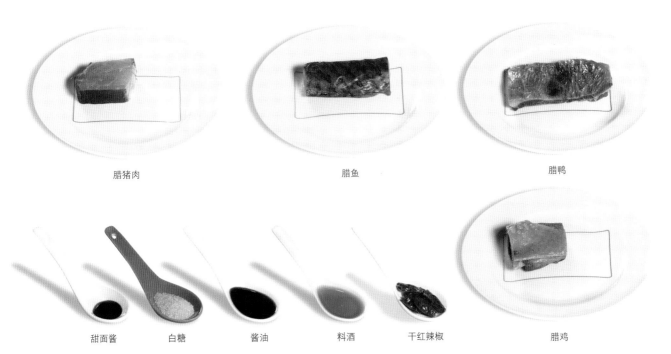

腊猪肉	腊鱼	腊鸭

甜面酱	白糖	酱油	料酒	干红辣椒	腊鸡

猪类

猪类

面筋斩肉（淮扬菜）

主 辅 料　五花肉 12.0g　油面筋 4.0g　葱 2.0g　姜 2.0g

调 味 料　盐 0.7g　大豆油 7.3g　白糖 0.2g　酱油 1.4g　料酒 1.0g
　　　　　鸡粉 0.4g

营养成分　能量 553.4kJ　蛋白质 2.2g　脂肪 12.6g　碳水化合物 2.6g
　　　　　钠 456.9mg

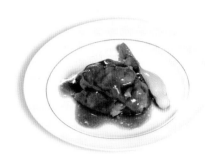

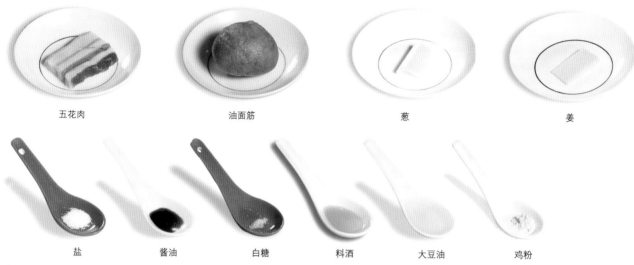

五花肉　　　　　　　油面筋　　　　　　　葱　　　　　　　　姜

盐　　　　酱油　　　　白糖　　　　料酒　　　大豆油　　　鸡粉

沔阳三蒸（湘鄂菜）

主 辅 料　白萝卜 30.0g　五花肉 25.0g　草鱼肉 20.0g　粗米粉 12.5g
　　　　　姜 1.6g

调 味 料　盐 2.5g　白糖 4.2g　酱油 5.8g　老抽 1.2g　红腐乳汁 9.0g
　　　　　绍酒 12.9g　鸡粉 3.6g　五香粉 1.7g

营养成分　能量 1019.7kJ　蛋白质 9.1g　脂肪 11.9g　碳水化合物 18.7g
　　　　　钠 2371.2mg

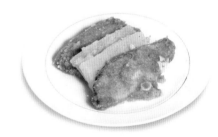

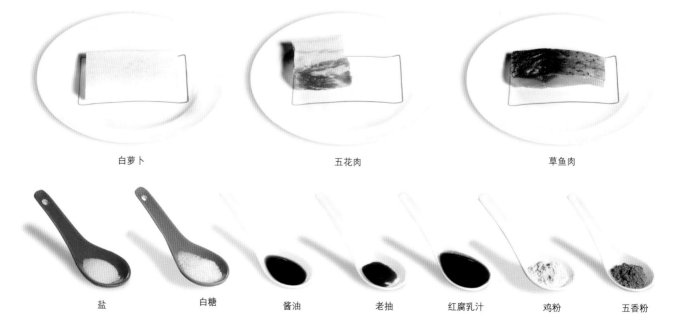

白萝卜　　　　　　　五花肉　　　　　　　草鱼肉

盐　　　　白糖　　　酱油　　　老抽　　　红腐乳汁　　鸡粉　　　五香粉

猪类

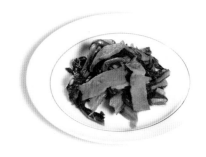

培根炒茼蒿（家常菜）

主 辅 料　茼蒿 40.0g　培根 15.0g　蒜 2.0g

调 味 料　大豆油 9.4g　生抽 6.5g　白醋 2.2g

营养成分　能量 522.7kJ　蛋白质 4.5g　脂肪 10.9g　碳水化合物 2.5g
　　　　　钠 492.7mg

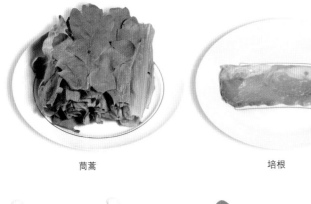

茼蒿　　　　　　　　　　　　　培根

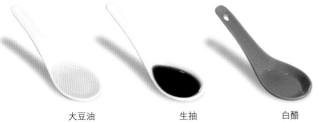

大豆油　　　　　生抽　　　　　白醋

排骨莲藕汤（湘鄂菜）

主 辅 料　猪大排 80.0g　莲藕 60.0g　姜 1.2g　香葱 0.8g

调 味 料　盐 0.6g　料酒 3.3g　白胡椒粉 0.3g　味精 0.2g

营养成分　能量 794.1kJ　蛋白质 11.2g　脂肪 27.6g　碳水化合物 11.2g
　　　　　钠 312.0mg

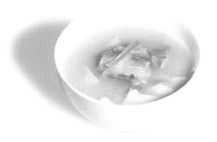

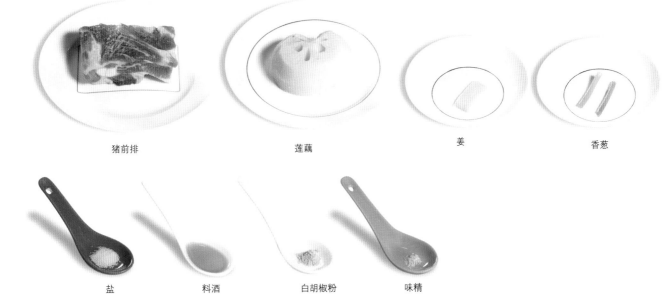

猪前排　　　　　　　莲藕　　　　　　　　姜　　　　　　　香葱

盐　　　　　料酒　　　　　白胡椒粉　　　　味精

猪类

清炖排骨（家常菜）

主 辅 料 猪大排 55.0g 小白菜 8.0g 姜 1.5g 香葱 1.5g

调 味 料 盐 1.0g 花生油 6.7g 味精 0.4g

营养成分 能量 678.4kJ 蛋白质 7.2g 脂肪 25.6g 碳水化合物 1.2g
钠 453.3mg

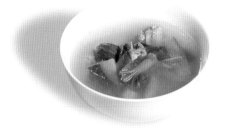

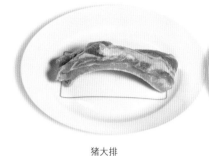

猪大排

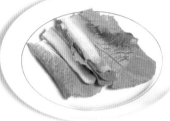

小白菜

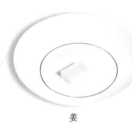

姜

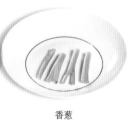

香葱

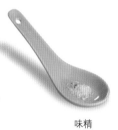

盐　　　　　花生油　　　　味精

清炖狮子头（淮扬菜）

主 辅 料 五花肉 100.0g 猪肉皮 16.7g 猪小排 50.0g 白菜 16.7g
姜 1.7g 葱 0.8g

调 味 料 盐 0.7g 料酒 6.2g 鸡蛋 8.3g 淀粉 1.7g 虾籽 0.1g

营养成分 能量 2219.6kJ 蛋白质 16.8g 脂肪 50.2g 碳水化合物 2.8g
钠 377.3mg

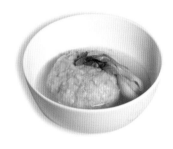

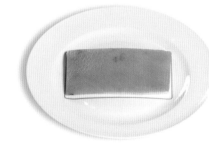

猪肉皮

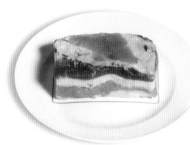

五花肉

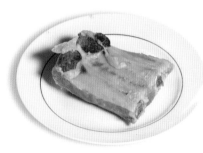

猪小排

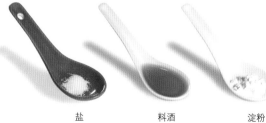

盐　　　　　料酒　　　　淀粉

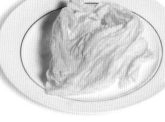

白菜

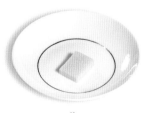

姜

青蒜慈姑炒咸肉（淮扬菜）

主 辅 料　咸肉 20.0g　蒜苗 10.0g　慈姑 50.0g

调 味 料　盐 0.6g　大豆油 8.0g　白糖 2.0g　酱油 4.0g　料酒 6.0g　淀粉 3.0g

营养成分　能量 879.4kJ　蛋白质 6.2g　脂肪 13.7g　碳水化合物 15.9g
　　　　　钠 595.5mg

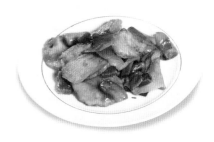

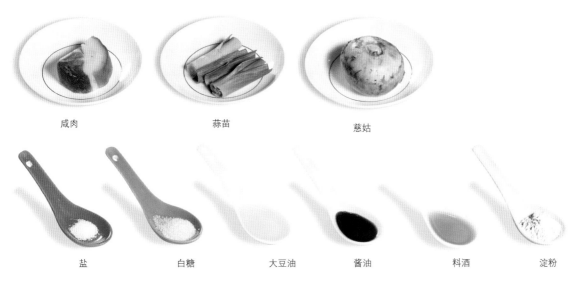

咸肉　　　　　　　　　蒜苗　　　　　　　　　慈姑

盐　　　　　白糖　　　　　大豆油　　　　　酱油　　　　　料酒　　　　　淀粉

肉片炒青辣椒（家常菜）

主 辅 料　五花肉 60.0g　青辣椒 35.0g　葱 4.0g　姜 5.0g

调 味 料　盐 1.0g　花生油 12.0g　白糖 1.2g　酱油 3.2g　料酒 5.0g
　　　　　味精 0.5g　淀粉 1.5g

营养成分　能量 1447.2kJ　蛋白质 5.7g　脂肪 33.3g　碳水化合物 6.2g
　　　　　钠 680.4mg

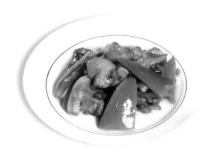

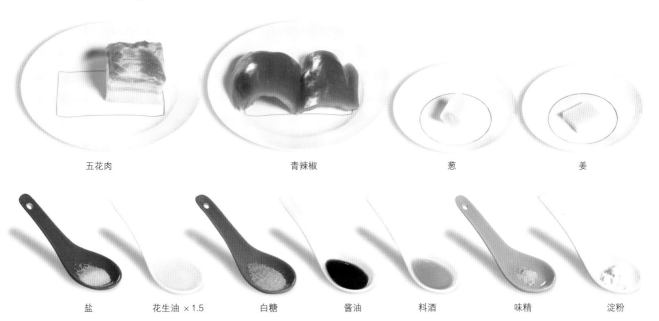

五花肉　　　　　　　　青辣椒　　　　　　　葱　　　　　　姜

盐　　　花生油×1.5　　　白糖　　　　酱油　　　　料酒　　　　味精　　　　淀粉

猪类

肉片烧茄子（家常菜）

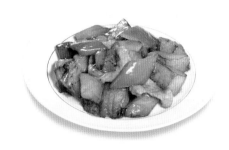

主 辅 料　茄子 50.0g　猪里脊肉 13.3g　青辣椒 6.7g　葱 1.3g　姜 1.3g
　　　　　蒜 1.3g

调 味 料　盐 0.4g　大豆油 7.0g　白糖 2.0g　酱油 5.3g　米醋 1.3g
　　　　　料酒 0.7g　淀粉 0.7g

营养成分　能量 475.1kJ　蛋白质 4.0g　脂肪 8.1g　碳水化合物 7.8g
　　　　　钠 535.5mg

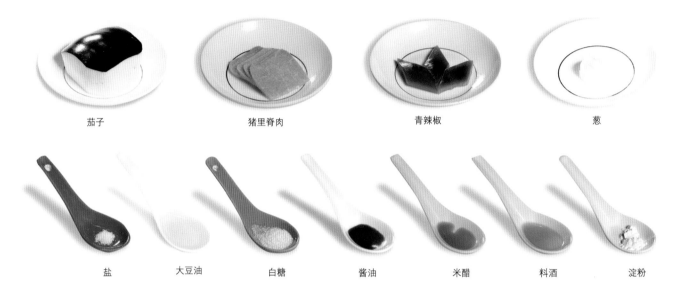

| 茄子 | 猪里脊肉 | 青辣椒 | 葱 |

| 盐 | 大豆油 | 白糖 | 酱油 | 米醋 | 料酒 | 淀粉 |

肉丝炒蒜薹（家常菜）

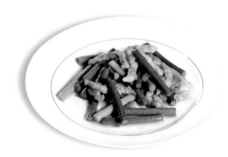

主 辅 料　猪里脊肉 13.0g　蒜薹 20.0g

调 味 料　盐 0.7g　大豆油 9.0g　白糖 1.0g　酱油 3.0g　料酒 7.6g
　　　　　淀粉 2.4g

营养成分　能量 549.1kJ　蛋白质 3.4g　脂肪 10.1g　碳水化合物 7.0g
　　　　　钠 510.0mg

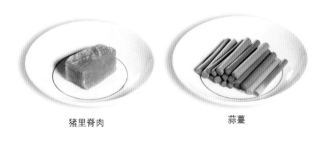

| 猪里脊肉 | 蒜薹 |

猪类

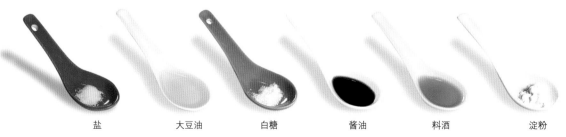

| 盐 | 大豆油 | 白糖 | 酱油 | 料酒 | 淀粉 |

猪类

四季豆炒五花肉（家常菜）

主 辅 料　五花肉 50.0g　四季豆 50.0g　蒜 4.0g

调 味 料　盐 0.7g　大豆油 14.0g　生抽 8.0g　鸡粉 1.5g

营养成分　能量 1330.9kJ　蛋白质 5.6g　脂肪 31.8g　碳水化合物 4.6g
　　　　　　钠 1093.2mg

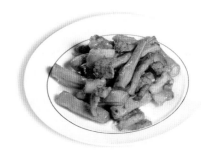

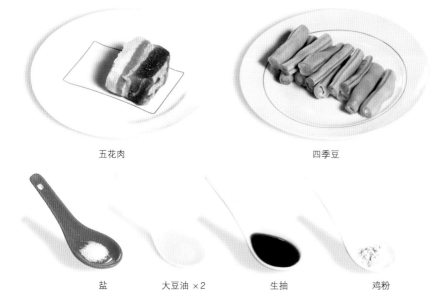

五花肉　　　　　　　　　四季豆　　　　　　　　　蒜

盐　　　　大豆油 ×2　　　生抽　　　　鸡粉

糖醋里脊（鲁菜）

主 辅 料　猪里脊肉 50.0g　青豆 0.5g

调 味 料　盐 0.7g　大豆油 8.5g　白糖 9.2g　老抽 0.9g　米醋 9.6g
　　　　　　番茄酱 6.6g　鸡蛋 26.0g　淀粉 38.6g

营养成分　能量 1585.5kJ　蛋白质 14.3g　脂肪 15.5g　碳水化合物 45.5g
　　　　　　钠 413.7mg

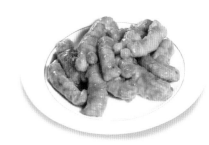

猪里脊肉　　　　　　　　青豆　　　　　　　　鸡蛋 ×1/2

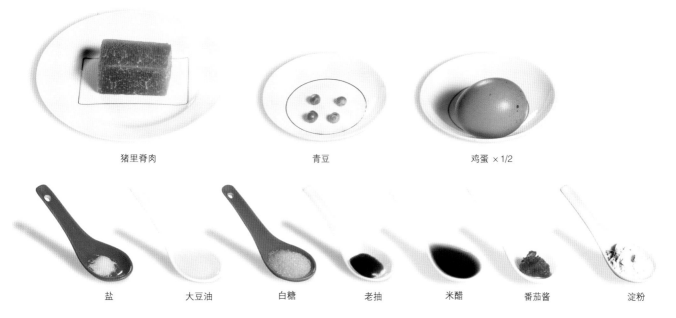

盐　　　　　大豆油　　　　白糖　　　　老抽　　　　米醋　　　番茄酱　　　淀粉

猪类

猪类

糖醋丸子（家常菜）

主 辅 料 猪后腿肉 54.0g 胡萝卜 33.3g 葱 1.7g 姜 1.4g 鸡蛋 17.0g

调 味 料 盐 1.0g 大豆油 4.6g 白糖 12.0g 生抽 4.5g 米醋 9.0g
淀粉 3.0g 鸡粉 0.7g 五香粉 0.2g

营养成分 能量 1057.3kJ 蛋白质 12.8g 脂肪 13.6g 碳水化合物 19.6g
钠 910.0mg

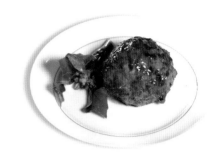

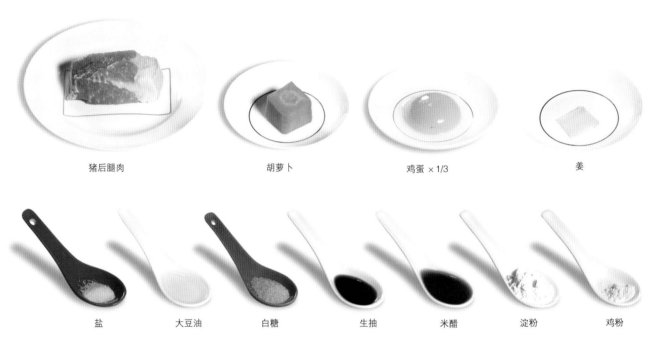

猪后腿肉　　　　　胡萝卜　　　　　鸡蛋 × 1/3　　　　　姜

盐　　　大豆油　　　白糖　　　生抽　　　米醋　　　淀粉　　　鸡粉

雪菜炒肉丝（淮扬菜）

主 辅 料 猪里脊肉 50.0g 雪菜 25.0g 葱 1.0g 姜 1.0g

调 味 料 盐 0.5g 大豆油 8.0g 酱油 4.7g 料酒 0.4g 淀粉 2.0g

营养成分 能量 711.8kJ 蛋白质 11.0g 脂肪 12.1g 碳水化合物 4.6g
钠 552.1mg

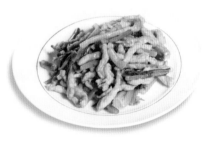

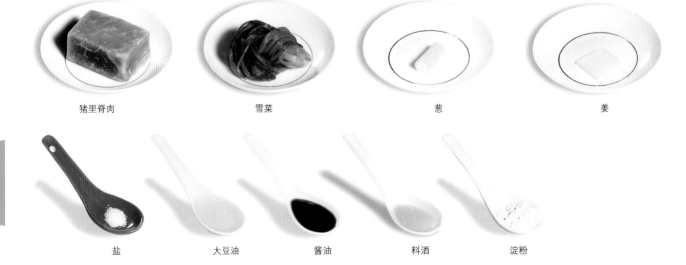

猪里脊肉　　　　　雪菜　　　　　葱　　　　　姜

盐　　　大豆油　　　酱油　　　料酒　　　淀粉

猪类

虾酱大排（粤菜）

主 辅 料 猪大排 75.0g 香菜 2.0g 芹菜 1.0g 蒜 3.0g

调 味 料 大豆油 12.0g 虾酱 3.6g 腐乳 6.3g 醪糟汁 3.5g 大蒜粉 3.0g
鸡粉 1.8g 味精 2.0g 沙姜粉 0.4g 五香粉 0.4g 鸡蛋 10.0g
淀粉 12.0g

营养成分 能量 1402.2kJ 蛋白质 13.3g 脂肪 40.2g 碳水化合物 15.1g
钠 921.5mg

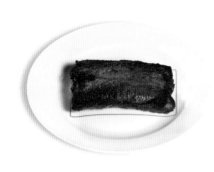

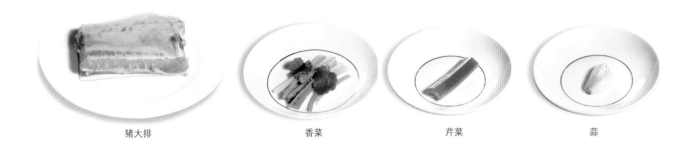

猪大排　　　　　　香菜　　　　　　芹菜　　　　　　蒜

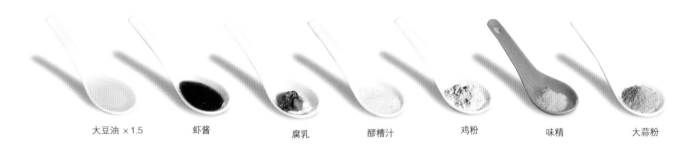

大豆油 ×1.5　　虾酱　　　腐乳　　　醪糟汁　　　鸡粉　　　味精　　　大蒜粉

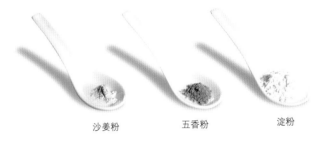

沙姜粉　　　五香粉　　　淀粉

咸肉炒豆角（湘鄂菜）

主 辅 料　豇豆 50.0g　咸肉 20.0g　红辣椒 2.0g　蒜 2.0g

调 味 料　盐 0.6g　大豆油 12.2g　生抽 9.0g　料酒 2.5g　鸡粉 0.7g

营养成分　能量 1105.4kJ　蛋白质 9.0g　脂肪 20.0g　碳水化合物 14.0g
　　　　　钠 991.4mg

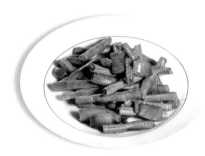

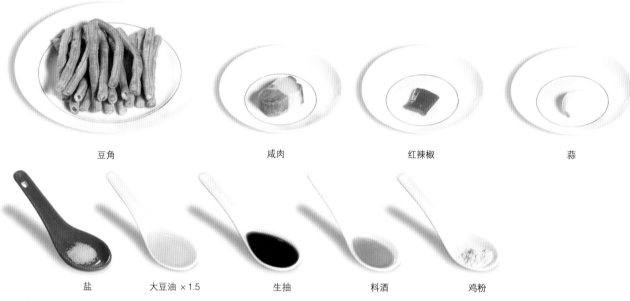

豆角　　　　　　　咸肉　　　　　　　红辣椒　　　　　　蒜

盐　　　大豆油 ×1.5　　　生抽　　　　料酒　　　　鸡粉

咸烧白（家常菜）

主 辅 料　五花肉 60.0g　碎米芽菜 15.0g　葱 3.8g　姜 2.0g

调 味 料　盐 0.3g　大豆油 15.0g　白糖 1.5g　酱油 3.5g　白胡椒粉 0.1g
　　　　　老抽 1.4g　料酒 9.4g　泡灯笼椒 2.5g　豆豉 3.0g　花椒 0.1g
　　　　　味精 0.4g

营养成分　能量 1537.2kJ　蛋白质 9.8g　脂肪 33.5g　碳水化合物 7.1g
　　　　　钠 1032.2mg

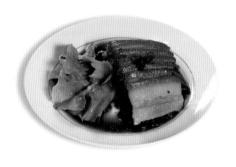

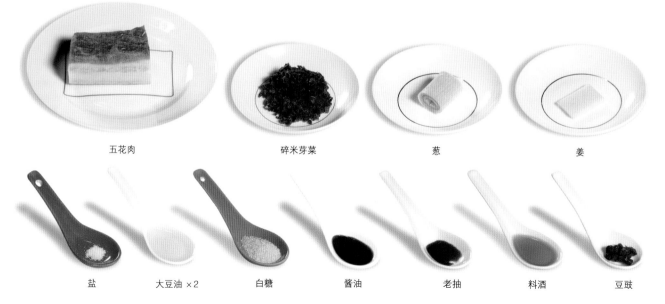

五花肉　　　　　　碎米芽菜　　　　　葱　　　　　　　姜

盐　　　大豆油 ×2　　　白糖　　　　酱油　　　　老抽　　　　料酒　　　　豆豉

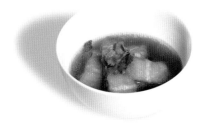

小酥肉（西北菜）

主 辅 料 五花肉 70.0g 姜 1.0g 葱 1.0g

调 味 料 盐 1.0g 大豆油 14.8g 酱油 5.5g 淀粉 5.0g 八角 1.4g
桂皮 0.3g 料酒 2.0g 花椒粉 0.1g

营养成分 能量 1702.6kJ 蛋白质 5.9g 脂肪 39.6g 碳水化合物 6.9g
钠 805.2mg

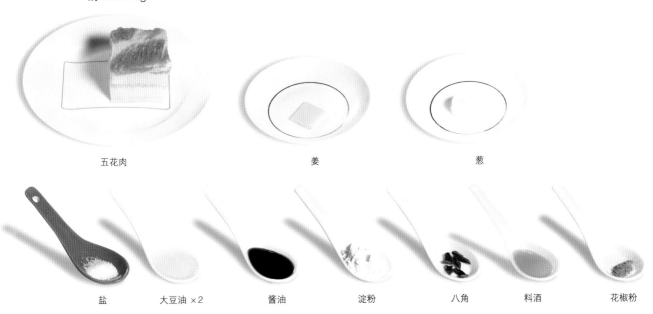

五花肉　　　　　　　　姜　　　　　　　　葱

盐　　大豆油 ×2　　酱油　　淀粉　　八角　　料酒　　花椒粉

香炸猪排（家常菜）

主 辅 料 猪大排 50.0g

调 味 料 盐 0.3g 大豆油 10.0g 面包糠 3.0g 鸡粉 0.4g 淀粉 2.8g
黑胡椒碎粒 0.4g 鸡蛋 16.0g 料酒 4.0g

营养成分 能量 945.5kJ 蛋白质 11.6g 脂肪 28.9g 碳水化合物 5.5g
钠 250.6mg

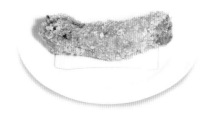

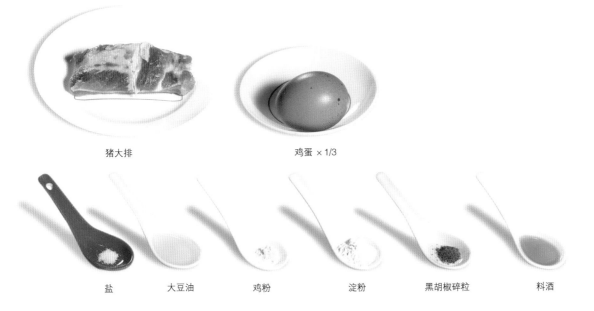

猪大排　　　　　　　　鸡蛋 ×1/3

盐　　大豆油　　鸡粉　　淀粉　　黑胡椒碎粒　　料酒

猪类

洋葱炒肉（家常菜）

主 辅 料　洋葱 50.0g　猪里脊肉 46.0g　辣椒 1.0g

调 味 料　盐 0.6g　大豆油 8.0g　酱油 6.0g

营养成分　能量 722.1kJ　蛋白质 10.4g　脂肪 11.7g　碳水化合物 6.5g
　　　　　钠 672.8mg

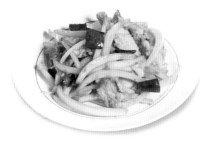

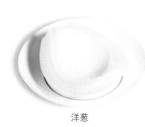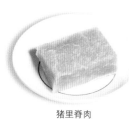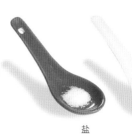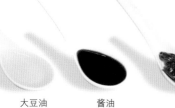

洋葱　　　　　　　猪里脊肉　　　　　　盐　　　　大豆油　　　酱油　　　辣椒

鱼香肉丝（川菜）

主 辅 料　猪里脊肉 50.0g　冬笋 50.0g　木耳（水发）7.5g　姜 2.5g
　　　　　蒜 7.5g　葱 15.0g

调 味 料　盐 0.4g　大豆油 15.0g　白糖 17.0g　酱油 4.0g　泡灯笼椒 25.0g
　　　　　辣椒酱 16.2g　米醋 10.0g　味精 1.6g　料酒 12.0g　水淀粉 3.9g
　　　　　鸡蛋清 2.6g　生粉 1.5g

营养成分　能量 2055.2kJ　蛋白质 11.6g　脂肪 34.5g　碳水化合物 35.8g
　　　　　钠 2562.9mg

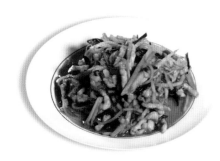

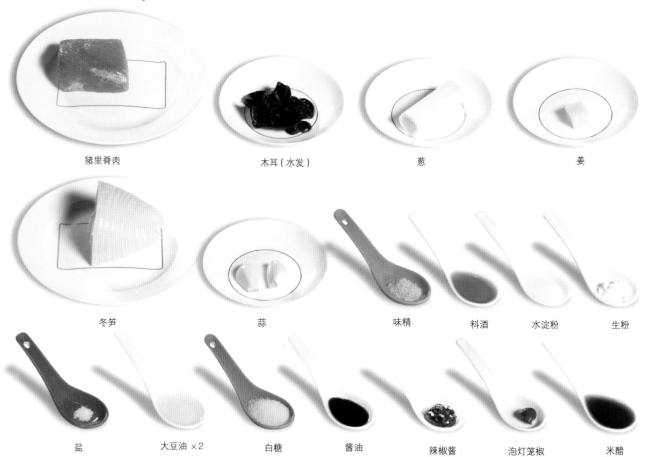

猪里脊肉　　　　　木耳（水发）　　　　　葱　　　　　　　　姜

冬笋　　　　　　　蒜　　　　　　　味精　　　　料酒　　　水淀粉　　　生粉

盐　　　　　　大豆油 ×2　　　　白糖　　　　酱油　　　辣椒酱　　泡灯笼椒　　米醋

冰糖扒蹄（淮扬菜）

主 辅 料 猪蹄 50.0g 葱 0.7g 姜 1.0g

调 味 料 盐 1.5g 大豆油 10.0g 冰糖 9.7g 酱油 4.8g 料酒 7.7g

营养成分 能量 893.6kJ 蛋白质 7.2g 脂肪 15.7g 碳水化合物 10.9g
钠 973.8mg

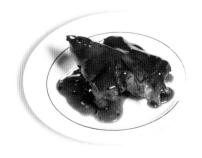

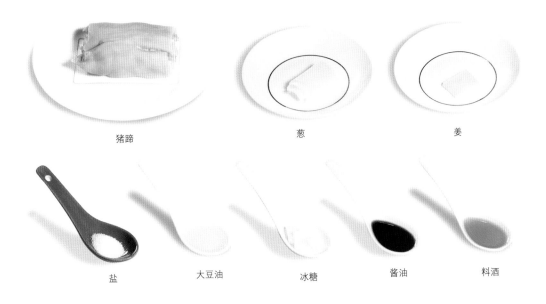

猪蹄	葱	姜

盐	大豆油	冰糖	酱油	料酒

炒肝尖（家常菜）

主 辅 料 猪肝 50.0g 姜 4.0g 冬笋 10.0g 葱 4.0g 蒜苗 4.0g
木耳 6.0g 蒜 4.0g

调 味 料 盐 0.8g 香油 2.0g 白糖 0.8g 酱油 4.0g 料酒 4.0g
米醋 2.0g

营养成分 能量 442.8kJ 蛋白质 10.9g 脂肪 4.4g 碳水化合物 5.9g
钠 642.0mg

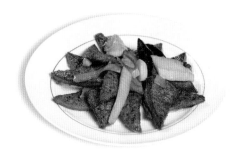

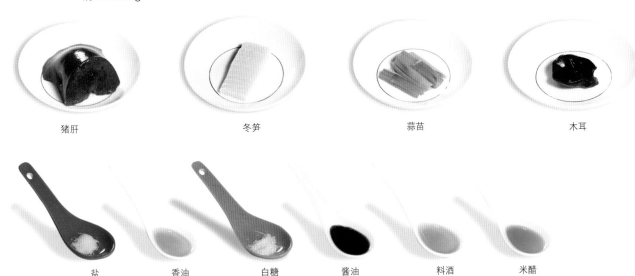

猪肝	冬笋	蒜苗	木耳

盐	香油	白糖	酱油	料酒	米醋

串串香（川菜）

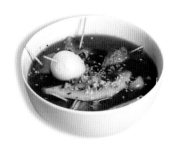

主 辅 料 豆腐皮 10.0g 鸭肠 10.0g 毛肚 10.0g 鳝鱼 16.0g 鹌鹑蛋 10.0g
莴笋 10.0g 土豆片 10.0g 藕 10.0g 酥花生碎 1.0g 兔腰 11.4g
牛肉 13.0g

调 味 料 盐 0.5g 大豆油 11.0g 火锅底料 3.0g 辣椒粉 0.8g 花椒粉 0.3g
熟白芝麻 2.0g 鸡粉 1.5g

营养成分 能量 1177.8kJ 蛋白质 18.3g 脂肪 20.2g 碳水化合物 7.6g
钠 637.0mg

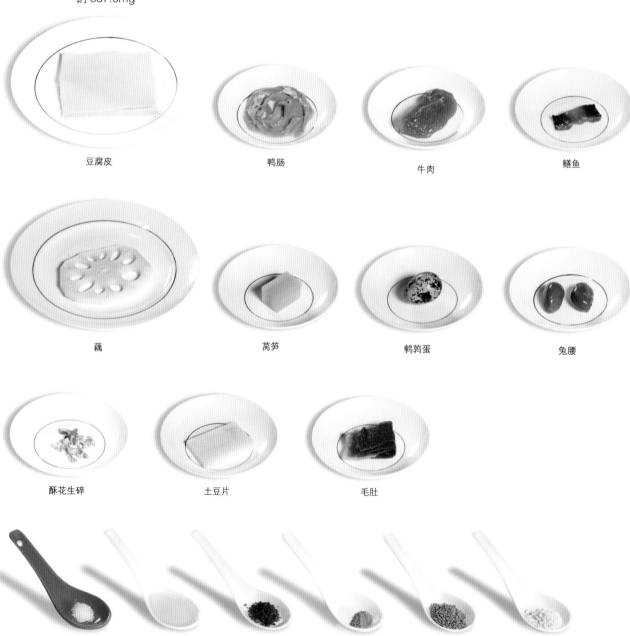

豆腐皮　　　　　　　鸭肠　　　　　　　牛肉　　　　　　　鳝鱼

藕　　　　　　　莴笋　　　　　　　鹌鹑蛋　　　　　　　兔腰

酥花生碎　　　　　　土豆片　　　　　　毛肚

盐　　　　大豆油　　　辣椒粉　　　花椒粉　　　熟白芝麻　　　鸡粉

葱烧蹄筋（鲁菜）

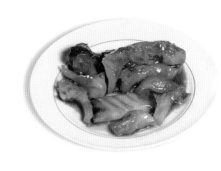

主 辅 料　蹄筋（水发）50.0g　葱 25.0g

调 味 料　盐 0.2g　大豆油 8.2g　白糖 2.3g　酱油 1.4g　老抽 0.2g
蚝油 4.6g　料酒 3.0g

营养成分　能量 732.3kJ　蛋白质 18.4g　脂肪 9.0g　碳水化合物 11.6g
钠 495.4mg

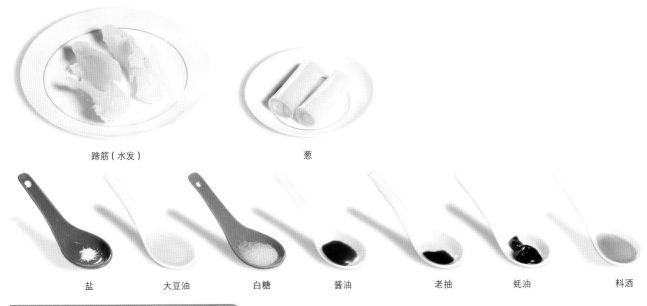

蹄筋（水发）　　　　　　葱

盐　　　大豆油　　　白糖　　　酱油　　　老抽　　　蚝油　　　料酒

锅香腰片（鲁菜）

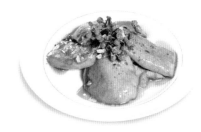

主 辅 料　猪腰 80.0g　蒜 6.0g

调 味 料　大豆油 5.0g　白糖 2.0g　酱油 3.3g　陈醋 3.0g　花椒粉 0.1g
蚝油 9.0g　白胡椒粉 1.1g　味精 0.6g　鸡粉 0.6g　料酒 8.0g
辣椒粉 1.7g　鲜花椒 3.4g

营养成分　能量 734.9kJ　蛋白质 14.4g　脂肪 8.1g　碳水化合物 24.4g
钠 957.1mg

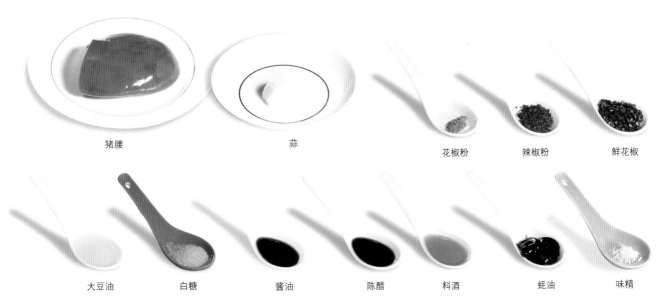

猪腰　　　　　　　　蒜　　　　　　花椒粉　　　辣椒粉　　　鲜花椒

大豆油　　　白糖　　　酱油　　　陈醋　　　料酒　　　蚝油　　　味精

猪
类

干锅肥肠（湘鄂菜）

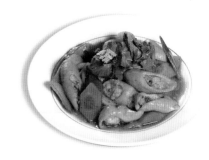

主 辅 料　猪大肠 93.0g　香菜 1.0g　胡萝卜 5.0g　红辣椒 3.0g　青辣椒 3.0g
　　　　　洋葱 5.0g　姜 3.0g　葱 2.0g　蒜 3.0g

调 味 料　盐 0.8g　大豆油 12.3g　酱油 1.0g　红油 9.2g　豆瓣酱 5.3g
　　　　　香油 0.5g　辣椒酱 2.0g　蚝油 2.0g　味精 0.7g　白酒 1.7g
　　　　　八角 0.5g　桂皮 0.5g

营养成分　能量 1763.7kJ　蛋白质 8.4g　脂肪 40.2g　碳水化合物 8.8g
　　　　　钠 1124.5mg

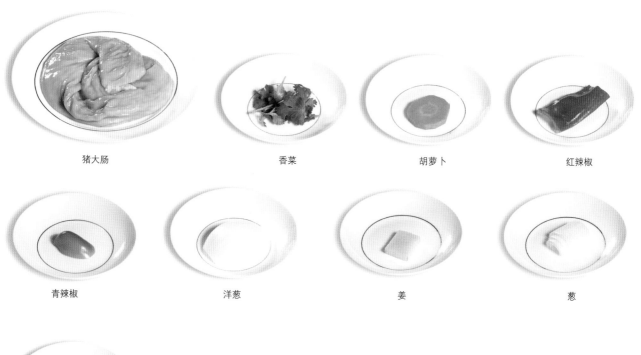

猪大肠　　　　　　香菜　　　　　　胡萝卜　　　　　　红辣椒

青辣椒　　　　　　洋葱　　　　　　姜　　　　　　葱

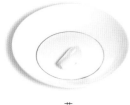

蒜

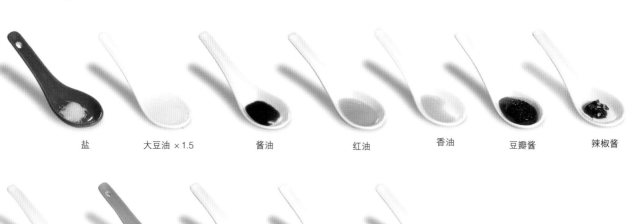

盐　　　大豆油 ×1.5　　酱油　　　红油　　　香油　　　豆瓣酱　　　辣椒酱

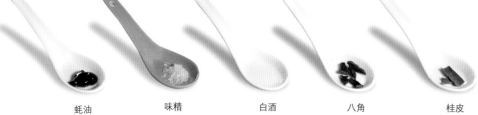

蚝油　　　味精　　　白酒　　　八角　　　桂皮

火爆腰花（鲁菜）

主 辅 料　猪腰 70.0g　木耳 6.0g　冬笋 9.0g　青辣椒 5.0g　红辣椒 7.0g

调 味 料　大豆油 16.0g　白糖 4.0g　酱油 4.0g　香油 1.3g　米醋 7.0g
　　　　　白胡椒粉 0.4g　味精 0.4g

营养成分　能量 1279.5kJ　蛋白质 13.4g　脂肪 23.9g　碳水化合物 11.1g
　　　　　钠 412.2mg

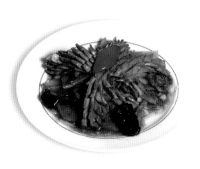

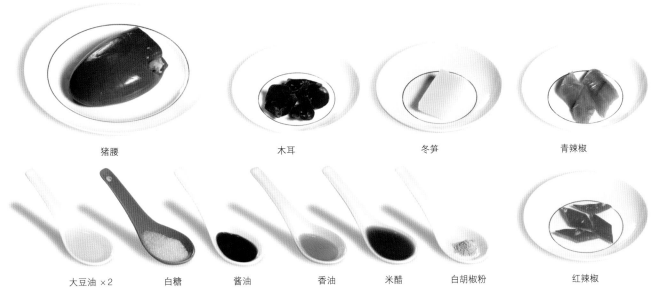

猪腰　　　　木耳　　　　冬笋　　　　青辣椒

大豆油 ×2　　白糖　　酱油　　香油　　米醋　　白胡椒粉　　红辣椒

黄豆烧猪蹄（家常菜）

主 辅 料　猪蹄 95.0g　黄豆 20.0g　蒜 6.0g　姜 5.0g

调 味 料　盐 0.7g　大豆油 12.0g　冰糖 3.8g　生抽 2.0g　老抽 3.0g
　　　　　蚝油 3.8g　米醋 2.0g　白酒 2.5g　八角 1.2g　桂皮 0.3g

营养成分　能量 1583.5kJ　蛋白质 20.4g　脂肪 26.0g　碳水化合物 21.1g
　　　　　钠 848.6mg

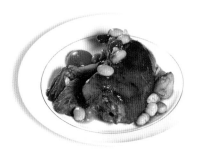

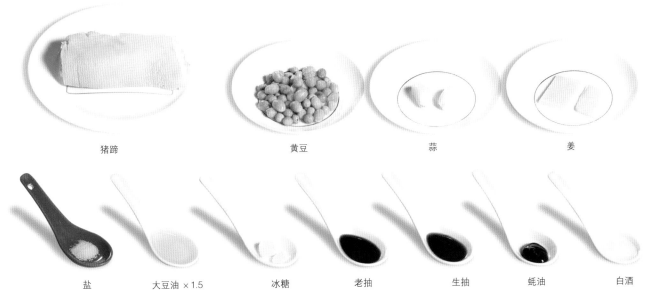

猪蹄　　　　黄豆　　　　蒜　　　　姜

盐　　大豆油 ×1.5　　冰糖　　老抽　　生抽　　蚝油　　白酒

花生猪手煲（粤菜）

主 辅 料　猪蹄 90.0g　葱 17.5g　姜 3.0g　花生 15.0g

调 味 料　盐 2.0g　大豆油 15.0g　冰糖 2.0g　香油 0.8g　料酒 6.5g
　　　　　淀粉 3.0g

营养成分　能量 1643.9kJ　蛋白质 16.5g　脂肪 32.9g　碳水化合物 9.2g
　　　　　钠 871.9mg

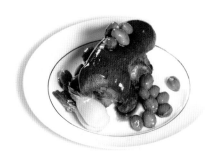

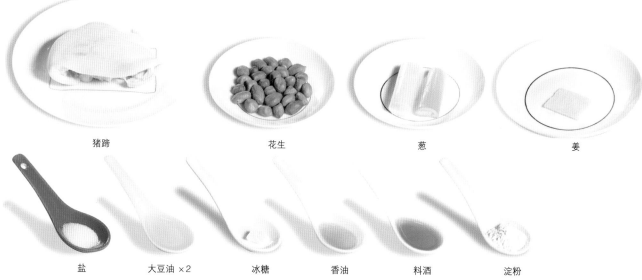

猪蹄　　　　　　　花生　　　　　　　葱　　　　　　　　姜

盐　　大豆油 ×2　　冰糖　　　香油　　　料酒　　　淀粉

九转大肠（鲁菜）

主 辅 料　猪大肠 70.0g　蒜 1.0g　香菜 3.0g　葱 5.0g　姜 3.0g

调 味 料　盐 0.5g　大豆油 6.0g　白糖 10.0g　酱油 1.3g　陈醋 2.2g　白醋 2.5g
　　　　　蚝油 1.5g　花椒油 2.0g　料酒 1.9g　白胡椒粉 0.4g　糖蒜 18.0g
　　　　　五香粉 0.5g

营养成分　能量 1136.6kJ　蛋白质 6.1g　脂肪 19.7g　碳水化合物 20.9g
　　　　　钠 599.2mg

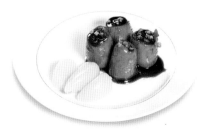

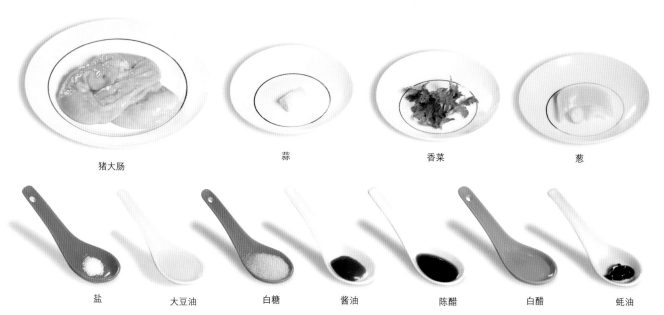

猪大肠　　　　　　　蒜　　　　　　　香菜　　　　　　　葱

盐　　　　大豆油　　　　白糖　　　酱油　　　陈醋　　　白醋　　　蚝油

麻辣香锅（家常菜）

主 辅 料 干豆腐 10.0g 火腿 10.0g 木耳 5.0g 香菇 4.0g 鱼豆腐 6.0g
花菜 10.0g 香葱 10.0g 藕片 16.0g

调 味 料 大豆油 3.9g 白糖 4.0g 豆瓣酱 10.0g 料酒 5.9g 八角 1.8g
花椒 0.6g 草果 2.9g

营养成分 能量 763.5kJ 蛋白质 9.1g 脂肪 11.2g 碳水化合物 13.5g
钠 1611.1mg

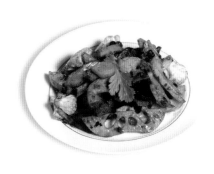

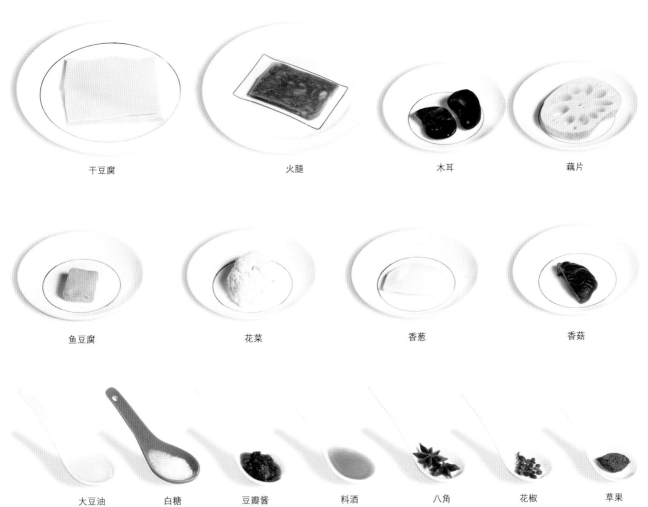

干豆腐　　　　火腿　　　　木耳　　　　藕片

鱼豆腐　　　　花菜　　　　香葱　　　　香菇

大豆油　　白糖　　豆瓣酱　　料酒　　八角　　花椒　　草果

猪类

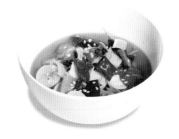

毛血旺（川菜）

主 辅 料 鸭血 25.0g 黄豆芽 20.0g 鳝鱼肉 5.0g 午餐肉 6.7g 猪心 4.0g
葱 4.0g 毛肚 10.0g 猪小肠 10.0g

调 味 料 盐 0.2g 大豆油 12.0g 火锅调料 3.0g 香油 1.3g 干红辣椒 1.4g
花椒 0.6g 料酒 9.8g 味精 0.8g 白胡椒粉 0.2g

营养成分 能量 925.7kJ 蛋白质 9.8g 脂肪 17.6g 碳水化合物 7.0g
钠 403.4mg

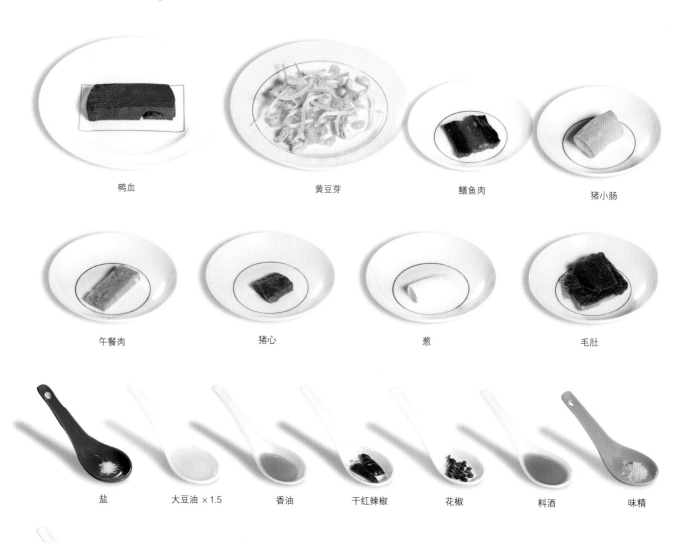

| 鸭血 | 黄豆芽 | 鳝鱼肉 | 猪小肠 |

| 午餐肉 | 猪心 | 葱 | 毛肚 |

| 盐 | 大豆油×1.5 | 香油 | 干红辣椒 | 花椒 | 料酒 | 味精 |

白胡椒粉

芹菜炒猪肝（家常菜）

主 辅 料　猪肝 55.0g　芹菜 18.0g　青辣椒 11.0g

调 味 料　盐 0.4g　调和油 10.7g　白糖 1.5g　酱油 5.5g　料酒 7.0g
　　　　　米醋 1.0g　白酒 3.0g　味精 0.3g　水淀粉 1.1g

营养成分　能量 827.9kJ　蛋白质 11.4g　脂肪 13.3g　碳水化合物 6.2g
　　　　　钠 650.9mg

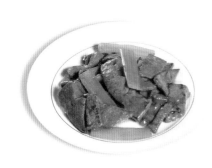

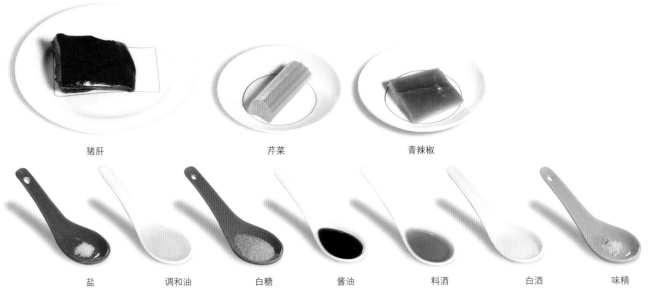

猪肝	芹菜	青辣椒

盐	调和油	白糖	酱油	料酒	白酒	味精

生炒脆骨（粤菜）

主 辅 料　猪脆骨 40.0g　胡萝卜 6.5g　蒜薹 50.0g　松子仁 4.0g　洋葱 3.0g
　　　　　蒜 4.1g

调 味 料　盐 0.5g　大豆油 11.6g　白糖 2.0g　生抽 5.0g　老抽 0.3g
　　　　　鸡粉 0.7g　水淀粉 0.5g　淀粉 0.6g

营养成分　能量 1078.2kJ　蛋白质 9.8g　脂肪 18.6g　碳水化合物 13.7g
　　　　　钠 704.8mg

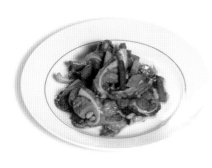

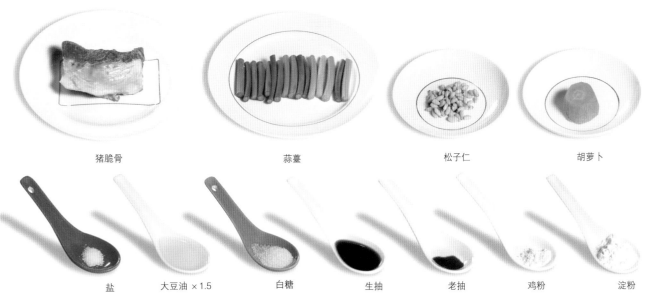

猪脆骨	蒜薹	松子仁	胡萝卜

盐	大豆油 × 1.5	白糖	生抽	老抽	鸡粉	淀粉

猪类

土茯苓扁豆大骨汤（粤菜）

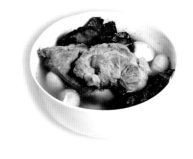

主 辅 料 猪骨 150.0g 土茯苓 5.4g 扁豆 14.0g

调 味 料 盐 0.6g 鸡粉 0.7g

营养成分 能量 1063.2kJ 蛋白质 17.0g 脂肪 16.1g 碳水化合物 10.7g
钠 450.1mg

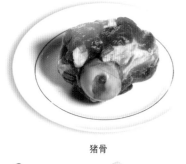

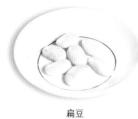

猪骨   扁豆

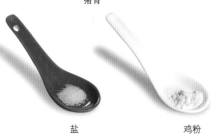

盐   鸡粉

葱烧牛蹄筋（西北菜）

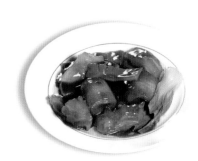

主 辅 料 牛蹄筋 30.0g 葱 18.0g 冬笋 15.0g

调 味 料 盐 1.0g 大豆油 10.8g 白糖 1.4g 生抽 7.9g 老抽 0.9g

营养成分 能量 698.7kJ 蛋白质 11.6g 脂肪 11.0g 碳水化合物 5.6g
钠 1007.2mg

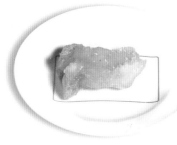

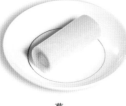

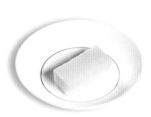

牛蹄筋   葱   冬笋

牛羊类

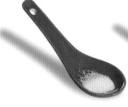

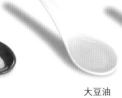

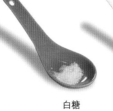

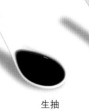

盐   大豆油   白糖   生抽   老抽

党项乳牛排（西北菜）

主 辅 料　牛排 100.0g　香茅草 0.5g　香葱 2.0g

调 味 料　盐 1.5g　南乳 8.0g　花生酱 7.0g　孜然粉 1.5g　鸡粉 1.0g
　　　　　花椒 1.0g

营养成分　能量 635.0kJ　蛋白质 17.4g　脂肪 7.9g　碳水化合物 3.5g
　　　　　钠 1243.7mg

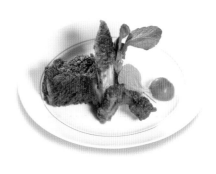

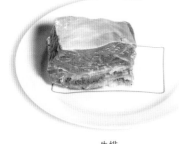
牛排

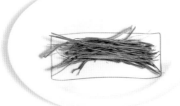
香茅草

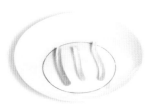
香葱

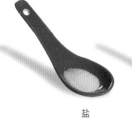
盐

南乳

花生酱

孜然粉

鸡粉

花椒

粉蒸牛肉（川菜）

主 辅 料　牛肉 53.0g　姜 2.0g　葱 6.0g　蒜 4.5g　香菜 1.0g　蒸肉米粉 15.0g

调 味 料　盐 1.0g　生菜籽油 3.2g　红油 1.3g　酱油 2.0g　郫县豆瓣 5.5g
　　　　　花椒粉 0.1g　味精 0.3g　花椒 0.3g　红腐乳汁 2.0g　醪糟汁 5.2g
　　　　　料酒 4.0g　白胡椒粉 0.5g

营养成分　能量 807.4kJ　蛋白质 13.2g　脂肪 7.6g　碳水化合物 18.7g
　　　　　钠 978.0mg

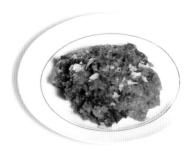

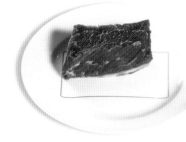
牛肉

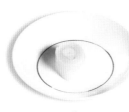
葱

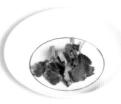
香菜

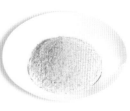
蒸肉米粉

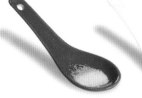
盐　　　生菜籽油　　　红油　　　酱油　　　郫县豆瓣　　　花椒粉

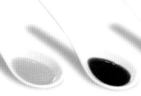

味精

咖喱牛肉（家常菜）

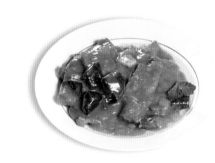

主 辅 料 牛后腿肉 53.0g 洋葱 11.0g 蒜 5.0g

调 味 料 盐 2.0g 大豆油 13.0g 白糖 1.2g 白胡椒粉 0.6g 味精 1.0g
小苏打 0.3g 咖喱粉 1.4g 三花淡奶 4.0g 料酒 4.0g
干红辣椒 2.0g 水淀粉 2.9g

营养成分 能量 1015.7kJ 蛋白质 14.3g 脂肪 16.0g 碳水化合物 10.8g
钠 936.0mg

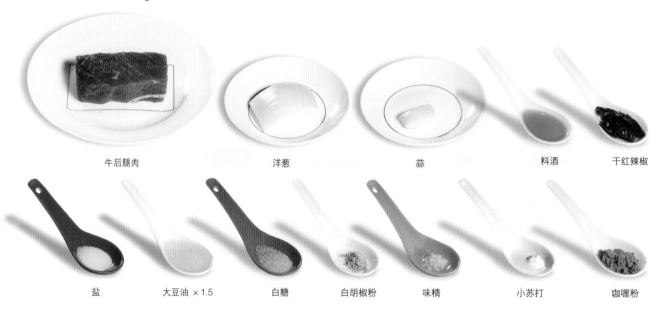

牛后腿肉　　　　　　洋葱　　　　　　蒜　　　　　料酒　　　干红辣椒

盐　　　大豆油×1.5　　白糖　　白胡椒粉　　味精　　　小苏打　　咖喱粉

干炸里脊（西北菜）

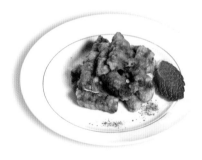

主 辅 料 牛里脊 48.0g 葱 10.0g 姜 2.0g

调 味 料 盐 1.0g 大豆油 15.5g 花椒盐 0.4g 淀粉 14.0g 面粉 6.0g
鸡蛋清 4.0g 白胡椒粉 0.2g 料酒 4.0g

营养成分 能量 1166.9kJ 蛋白质 12.7g 脂肪 17.7g 碳水化合物 17.3g
钠 451.1mg

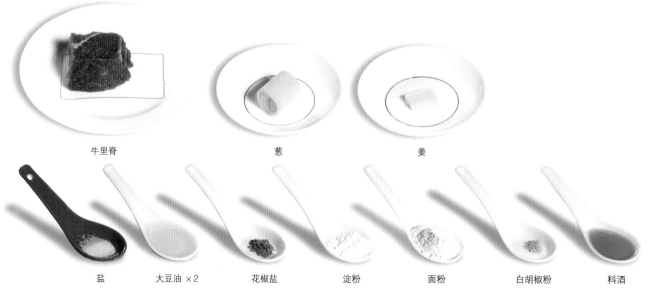

牛里脊　　　　　　葱　　　　　　姜

盐　　　大豆油×2　　花椒盐　　淀粉　　　面粉　　白胡椒粉　　料酒

滑蛋牛肉（粤菜）

主 辅 料 牛肉 80.0g 葱 5.6g

调 味 料 盐 1.5g 大豆油 17.2g 料酒 4.4g 白胡椒粉 0.1g 味精 0.4g
嫩肉粉 5.0g

营养成分 能量 1246.7kJ 蛋白质 20.4g 脂肪 23.2g 碳水化合物 1.9g
钠 1728.6mg

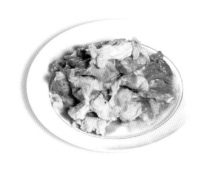

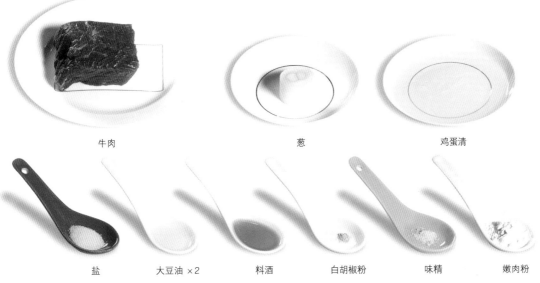

牛肉	葱	鸡蛋清

盐	大豆油 ×2	料酒	白胡椒粉	味精	嫩肉粉

黑椒牛柳（家常菜）

主 辅 料 牛柳 60.0g 洋葱 10.0g 青辣椒 1.4g 红辣椒 1.5g 蒜 8.0g

调 味 料 盐 0.6g 大豆油 15.6g 酱油 2.0g 老抽 0.3g 蚝油 3.2g
黑胡椒碎粒 1.0g 味精 0.9g 水淀粉 1.8g 鸡蛋清 3.0g
胡椒粉 0.3g 料酒 2.0g

营养成分 能量 1100.4kJ 蛋白质 15.2g 脂肪 19.2g 碳水化合物 12.2g
钠 670.1mg

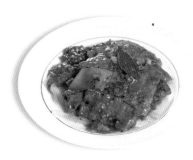

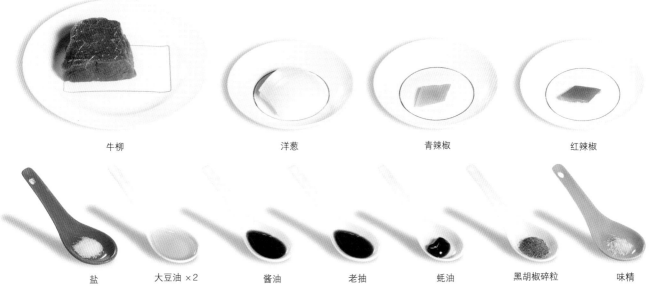

牛柳	洋葱	青辣椒	红辣椒

盐	大豆油 ×2	酱油	老抽	蚝油	黑胡椒碎粒	味精

牛羊类

红烧牛尾（清真菜）

主 辅 料 牛尾 45.0g 菜心 11.0g 葱 10.0g 姜 2.0g 蒜 4.0g

调 味 料 盐 0.3g 大豆油 1.7g 冰糖 1.0g 酱油 2.4g 水淀粉 2.8g
老抽 1.2g 味精 0.9g 料酒 12.0g 八角 0.4g 桂皮 1.0g
香叶 0.2g

营养成分 能量 395.0kJ 蛋白质 5.8g 脂肪 4.8g 碳水化合物 7.5g
钠 498.8mg

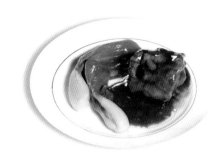

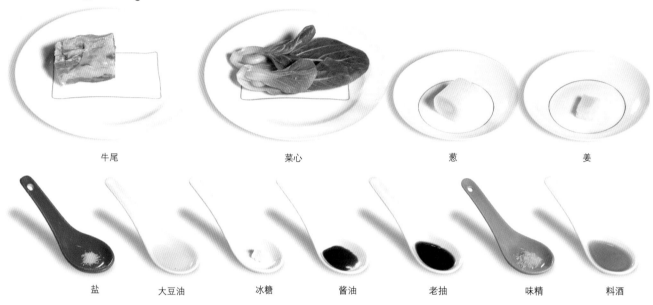

牛尾　　　　　　　菜心　　　　　　　葱　　　　　　　姜

盐　　　大豆油　　冰糖　　酱油　　老抽　　味精　　料酒

红汤百叶（淮扬菜）

主 辅 料 牛百叶 52.0g 蒜 4.0g 葱 2.0g 姜 11.0g

调 味 料 盐 0.3g 大豆油 5.2g 白糖 0.6g 酱油 4.3g 水淀粉 0.3g
料酒 6.0g

营养成分 能量 435.7kJ 蛋白质 8.3g 脂肪 6.1g 碳水化合物 4.3g
钠 465.8mg

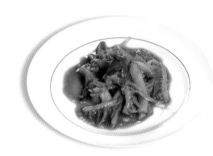

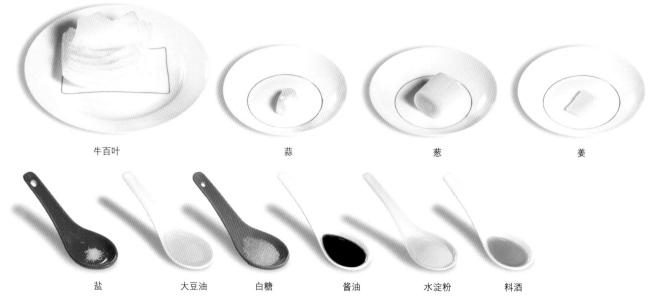

牛百叶　　　　　　蒜　　　　　　　葱　　　　　　　姜

盐　　　大豆油　　白糖　　酱油　　水淀粉　　料酒

牛羊类

麻辣牛肉条（家常菜）

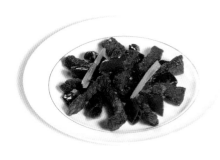

主 辅 料 牛柳 50.0g 芹菜 10.0g 葱 2.0g 姜 2.0g

调 味 料 盐 0.5g 红油 7.5g 酱油 1.0g 辣酱 5.0g 花椒 0.5g
花椒粉 1.5g 料酒 1.0g 干红辣椒 3.0g

营养成分 能量 661.1kJ 蛋白质 12.1g 脂肪 10.6g 碳水化合物 4.6g
钠 386.8mg

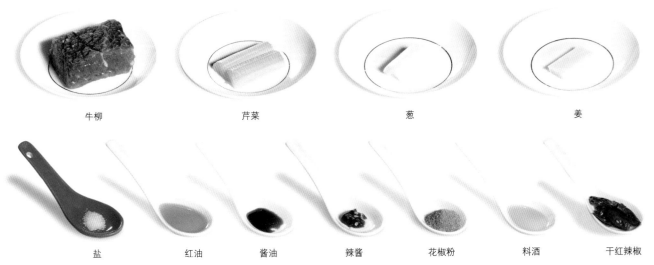

牛柳　　　　　　　芹菜　　　　　　　葱　　　　　　　姜

盐　　　红油　　　酱油　　　辣酱　　　花椒粉　　　料酒　　　干红辣椒

扒牛肉条（清真菜）

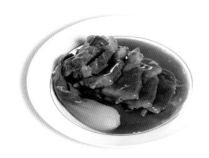

主 辅 料 牛肋条肉 86.0g 荷叶夹 25.0g 葱 5.0g 姜 2.4g

调 味 料 盐 0.5g 大豆油 8.3g 白糖 0.9g 老抽 0.5g 料酒 7.5g
干红辣椒 0.2g 味精 2.0g 水淀粉 4.8g

营养成分 能量 1031.8kJ 蛋白质 21.9g 脂肪 11.4g 碳水化合物 14.4g
钠 504.4mg

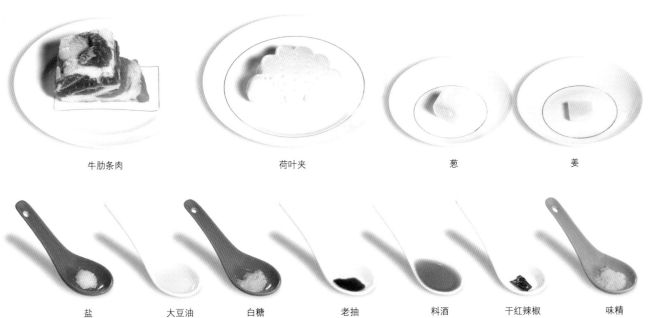

牛肋条肉　　　　　荷叶夹　　　　　葱　　　　　姜

盐　　　大豆油　　　白糖　　　老抽　　　料酒　　　干红辣椒　　　味精

牛羊类

清炖牛腩（家常菜）

主 辅 料　牛腩 50.0g　香菜 3.0g　葱 2.0g　姜 1.0g

调 味 料　盐 0.6g　香油 0.5g　料酒 2.0g　花椒 0.5g

营养成分　能量 729.4kJ　蛋白质 8.7g　脂肪 15.2g　碳水化合物 0.8g
　　　　　钠 243.2mg

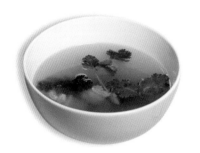

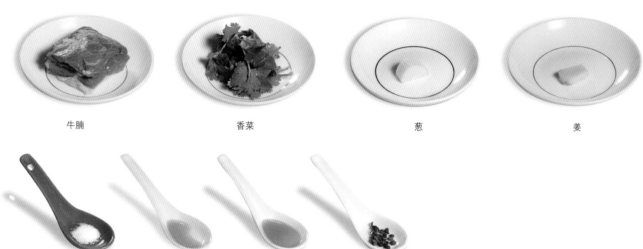

牛腩　　　　　　　　香菜　　　　　　　　葱　　　　　　　　姜

盐　　　　　　香油　　　　　　料酒　　　　　　花椒

沙茶牛肉（粤菜）

主 辅 料　牛里脊 55.0g　西蓝花 30.0g

调 味 料　盐 1.1g　大豆油 15.0g　白糖 1.0g　老抽 0.2g　白胡椒粉 0.2g
　　　　　沙茶酱 3.6g　白芝麻 0.1g　料酒 11.2g　水淀粉 1.2g　鸡蛋 2.0g

营养成分　能量 987.8kJ　蛋白质 13.9g　脂肪 18.6g　碳水化合物 3.6g
　　　　　钠 539.6mg

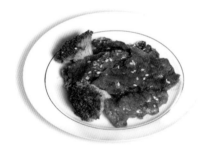

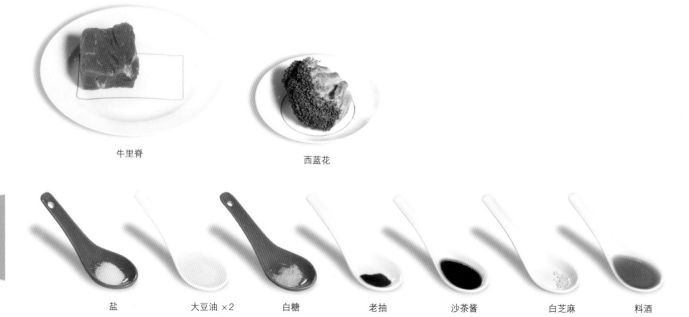

牛里脊　　　　　　　　西蓝花

盐　　　　大豆油 ×2　　　白糖　　　老抽　　　沙茶酱　　　白芝麻　　　料酒

牛羊类

酸汤肥牛（川菜）

主 辅 料 肥牛 50.0g 金针菇 30.0g 青辣椒 1.6g 红辣椒 2.0g
南瓜泥 26.3g

调 味 料 盐 1.0g 大豆油 4.0g 野山椒 3.0g 黄灯笼辣椒酱 4.9g
料酒 6.0g 鸡粉 0.4g 味精 0.3g 三花淡奶 5.0g

营养成分 能量 631.0kJ 蛋白质 12.6g 脂肪 7.7g 碳水化合物 9.5g
钠 1036.4mg

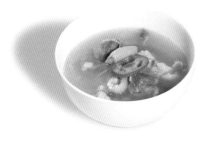

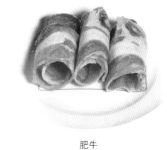

肥牛

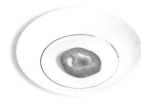

红辣椒

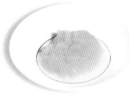

南瓜泥

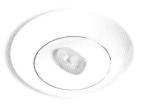

青辣椒

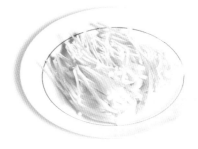

金针菇

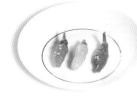

野山椒

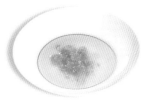

黄灯笼辣椒酱

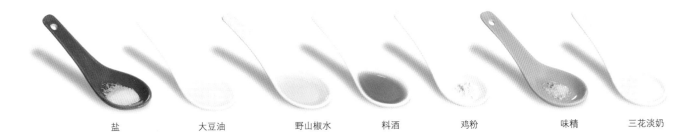

盐　　　大豆油　　　野山椒水　　　料酒　　　鸡粉　　　味精　　　三花淡奶

牛羊类

手抓牛肉（清真菜）

主 辅 料 牛肉 87.0g

调 味 料 盐 2.0g 鸡粉 1.0g 花椒 1.3g 八角 1.0g 小茴香 0.5g
桂皮 1.3g 香叶 0.1g

营养成分 能量 463.2kJ 蛋白质 17.4g 脂肪 3.7g 碳水化合物 2.1g
钠 1048.1mg

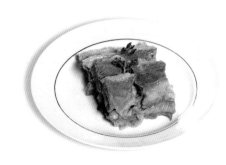

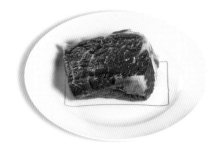

牛肉

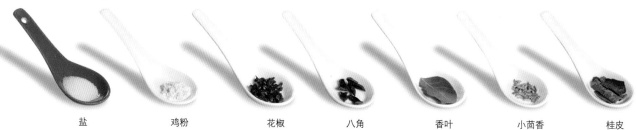

| 盐 | 鸡粉 | 花椒 | 八角 | 香叶 | 小茴香 | 桂皮 |

水煮牛肉（川菜）

主 辅 料 牛肉 56.0g 蒜薹 10.0g 芹菜 5.8g 莴笋 6.0g

调 味 料 盐 0.9g 大豆油 30.0g 酱油 2.0g 香油 0.2g 花椒 1.4g
豆瓣酱 12.0g 干红辣椒 2.0g 料酒 8.0 水淀粉 0.9g
味精 1.2g 鸡蛋清 6.0g

营养成分 能量 1792.6kJ 蛋白质 12.3g 脂肪 38.3g 碳水化合物 10.1g
钠 1313.9mg

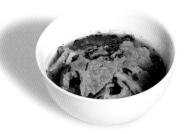

| 牛肉 | 蒜薹 | 芹菜 | 莴笋 |

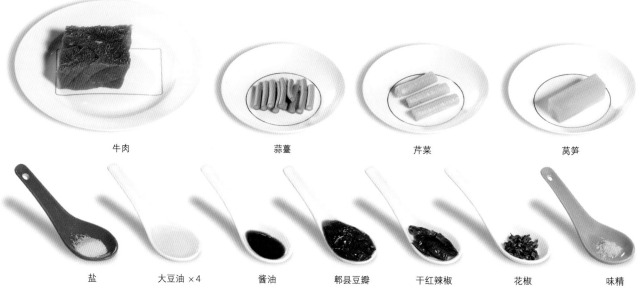

| 盐 | 大豆油 ×4 | 酱油 | 郫县豆瓣 | 干红辣椒 | 花椒 | 味精 |

牛羊类

土豆烧牛肉（清真菜）

主 辅 料 牛腩 66.0g 土豆 49.0g 葱 8.0g 姜 2.0g 蒜 5.0g

调 味 料 盐 1.1g 大豆油 15.7g 白糖 1.0g 酱油 4.0g 水淀粉 3.8g
老抽 2.0g 米醋 2.6g 味精 1.4g 八角 1.0g 五香粉 0.6g
花椒 0.5g 干红辣椒 0.5g

营养成分 能量 1843.7kJ 蛋白质 14.2g 脂肪 35.7g 碳水化合物 17.5g
钠 971.7mg

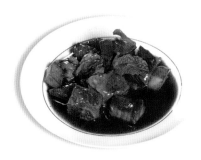

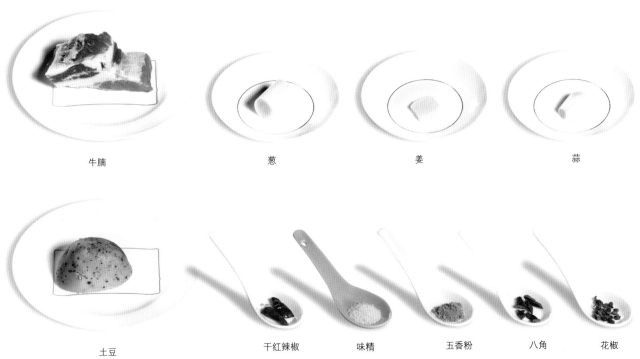

牛腩　　　　　葱　　　　　姜　　　　　蒜

土豆　　　干红辣椒　　味精　　五香粉　　八角　　花椒

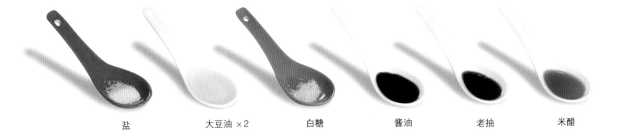

盐　　　大豆油 ×2　　白糖　　酱油　　老抽　　米醋

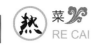
牛羊类

新化三合汤（湘鄂菜）

主 辅 料　牛肉 70.0g　牛血 60.0g　牛肚 30.0g　姜 3.7g　蒜 4.0g　葱 7.0g

调 味 料　盐 1.0g　大豆油 12.5g　白醋 3.0g　味精 0.6g　山胡椒油 1.5g
　　　　　干红辣椒粉 3.0g

营养成分　能量 1504.9kJ　蛋白质 25.9g　脂肪 25.3g　碳水化合物 7.8g
　　　　　钠 769.9mg

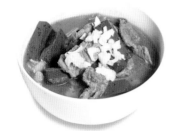

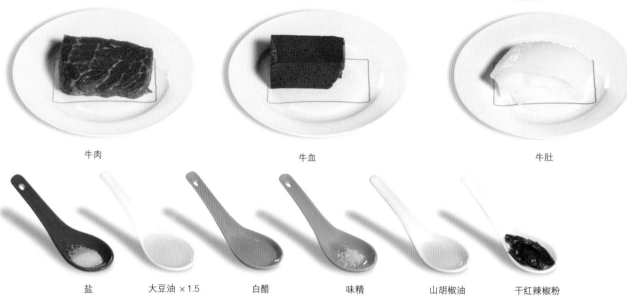

牛肉　　　　　　　　　　　牛血　　　　　　　　　　　牛肚

盐　　　大豆油 ×1.5　　白醋　　　味精　　　山胡椒油　　干红辣椒粉

线椒牛肋（西北菜）

主 辅 料　牛肋条 100.0g　线椒 11.0g

调 味 料　盐 1.1g　大豆油 8.0g　老抽 0.2g　孜然粉 0.7g　辣椒粉 0.7g
　　　　　料酒 12.3g　鸡粉 1.0g　花椒粉 0.2g　八角 1.3g　小茴香 0.5g
　　　　　桂皮 0.6g

营养成分　能量 912.1kJ　蛋白质 12.6g　脂肪 16.9g　碳水化合物 4.5g
　　　　　钠 672.3mg

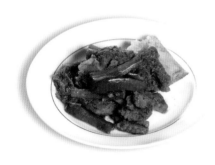

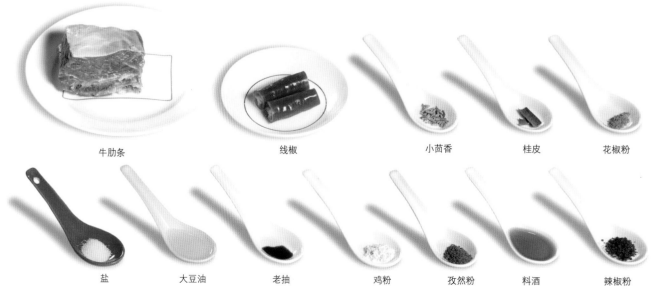

牛肋条　　　　　　线椒　　　　　小茴香　　　桂皮　　　花椒粉

盐　　　大豆油　　老抽　　　鸡粉　　　孜然粉　　料酒　　　辣椒粉

牛羊类

葱爆羊肉（家常菜）

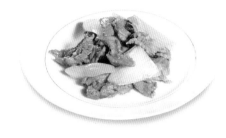

主 辅 料 羊后腿肉 50.0g 葱 20.0g

调 味 料 盐 0.7g 香油 4.0g 酱油 1.0g 料酒 1.0g

营养成分 能量 415.8kJ 蛋白质 10.7g 脂肪 5.7g 碳水化合物 1.5g
钠 394.9mg

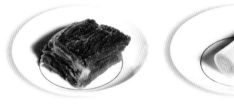

羊后腿肉　　　　　　　　　葱

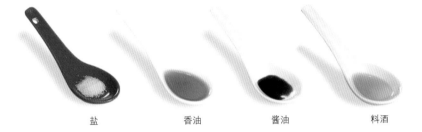

盐　　　　　香油　　　　　酱油　　　　　料酒

炒烤肉（清真菜）

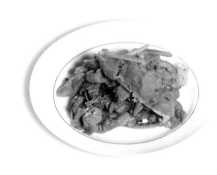

主 辅 料 羊肉片 50.0g 洋葱 20.0g 葱 4.5g 姜 2.4g

调 味 料 盐 0.6g 大豆油 6.5g 老抽 0.2g 味精 0.7g 孜然粉 1.1g
辣椒面 0.4g

营养成分 能量 544.8kJ 蛋白质 9.6g 脂肪 8.6g 碳水化合物 3.9g
钠 354.9mg

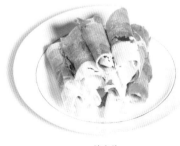 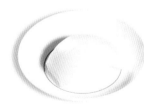 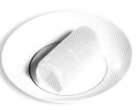 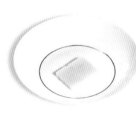

羊肉片　　　　　　洋葱　　　　　　葱　　　　　　姜

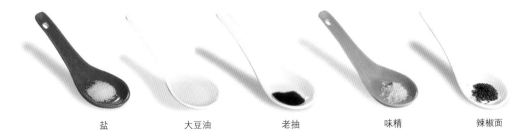

盐　　　　　大豆油　　　　老抽　　　　味精　　　　辣椒面

牛羊类

醋溜苜蓿（清真菜）

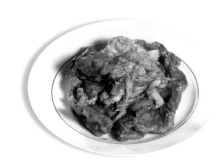

主 辅 料 羊里脊肉 60.0g 鸡蛋 25.0g

调 味 料 盐 2.5g 大豆油 18.3g 酱油 2.0g 老抽 0.2g 白胡椒粉 2.5g
味精 2.5g 香油 1.0g 米醋 6.0g 水淀粉 1.0g 料酒 5.5g

营养成分 能量 1244.7kJ 蛋白质 17.0g 脂肪 22.9g 碳水化合物 5.7g
钠 1442.6mg

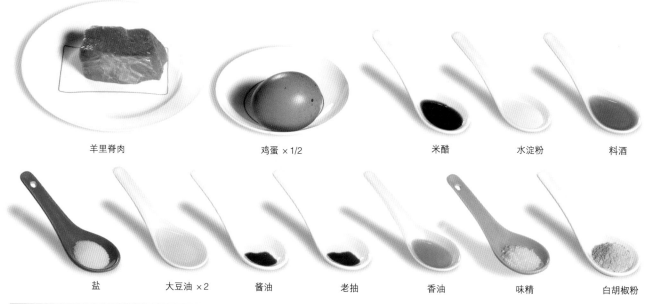

| 羊里脊肉 | 鸡蛋 ×1/2 | 米醋 | 水淀粉 | 料酒 |
| 盐 | 大豆油 ×2 | 酱油 | 老抽 | 香油 | 味精 | 白胡椒粉 |

红焖羊肉（西北菜）

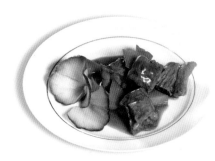

主 辅 料 羊后腿肉 63.0g 胡萝卜 10.0g

调 味 料 盐 0.9g 大豆油 4.0g 白糖 0.4g 生抽 3.0g 老抽 0.6g 料酒 10g
干红辣椒 0.8g 枸杞 0.5g 花椒 0.5g 八角 1.1g 桂皮 1.2g

营养成分 能量 499.9kJ 蛋白质 12.8g 脂肪 6.4g 碳水化合物 3.2g
钠 659.7mg

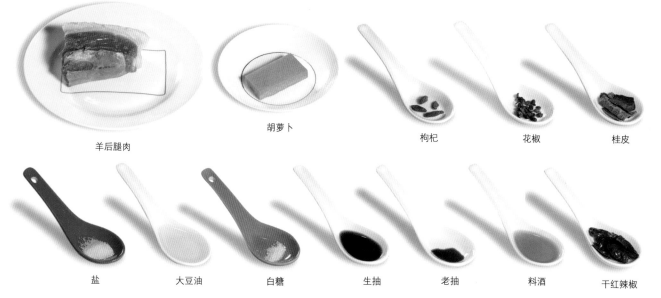

| 羊后腿肉 | 胡萝卜 | 枸杞 | 花椒 | 桂皮 |
| 盐 | 大豆油 | 白糖 | 生抽 | 老抽 | 料酒 | 干红辣椒 |

牛羊类

烤羊排（清真菜）

主 辅 料 羊排 40.0g 洋葱 8.5g 芹菜 6.3g 香菜 1.2g 葱 5.9g
姜 2.4g

调 味 料 盐 0.2g 蒜汁 9.5g

营养成分 能量 245.2kJ 蛋白质 6.1g 脂肪 2.0g 碳水化合物 4.3g
钠 124.0mg

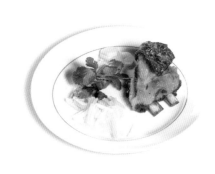

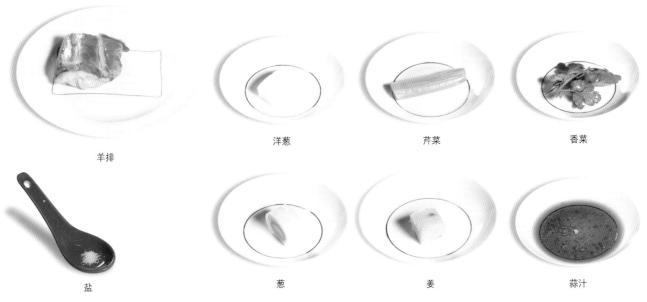

羊排　　　　　　洋葱　　　　　　芹菜　　　　　　香菜

盐　　　　　　葱　　　　　　姜　　　　　　蒜汁

烤羊腿（西北菜）

主 辅 料 羊后腿 57.0g

调 味 料 迷迭香草 0.1g 花椒 0.7g 八角 1.2g 白豆蔻 1.9g 桂皮 1.0g
丁香 0.1g 小茴香 0.3g 香叶 0.5g 辣椒粉 0.3g 白芝麻 0.2g
孜然 0.1g

营养成分 能量 298.4kJ 蛋白质 11.5g 脂肪 2.2g 碳水化合物 1.8g
钠 39.7mg

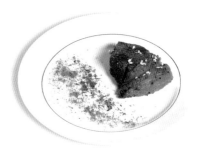

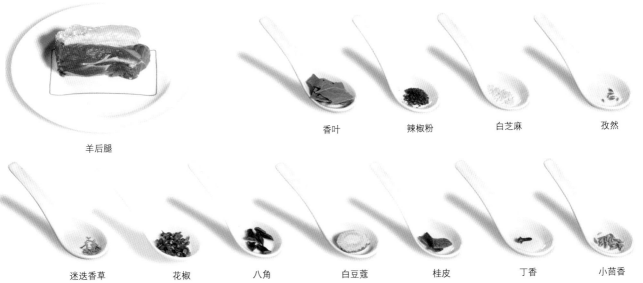

香叶　　　　　　辣椒粉　　　　　　白芝麻　　　　　　孜然

羊后腿

迷迭香草　　　花椒　　　八角　　　白豆蔻　　　桂皮　　　丁香　　　小茴香

牛羊类

萝卜炖羊肉（家常菜）

主 辅 料　羊肉 50.0g　白萝卜 20.0g　葱 2.0g　姜 1.0g

调 味 料　盐 0.6g　料酒 2.0g　花椒 0.5g

营养成分　能量 262.7kJ　蛋白质 10.6g　脂肪 1.7g　碳水化合物 1.6g
　　　　　钠 301.0mg

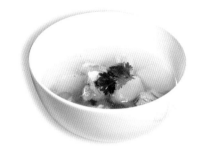

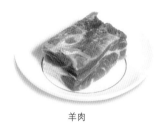
羊肉

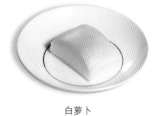
白萝卜

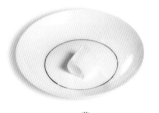
葱

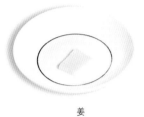
姜

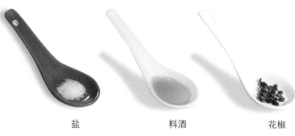
盐　　　　料酒　　　　花椒

卤羊脖（清真菜）

主 辅 料　羊脖 53.0g　泡野山椒 3.0g　蒜薹 2.0g

调 味 料　盐 2.0g　蚝油 4.6g　料酒 8.7g

营养成分　能量 286.7kJ　蛋白质 9.9g　脂肪 2.1g　碳水化合物 9.2g
　　　　　钠 1066.8mg

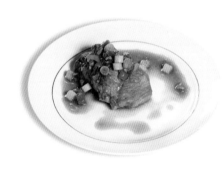

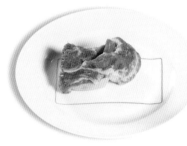
羊脖

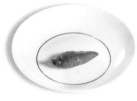
泡野山椒

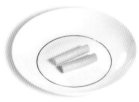
蒜薹

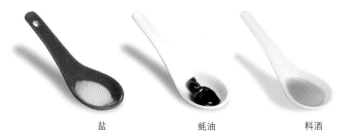
盐　　　　蚝油　　　　料酒

牛羊类

馕包肉（清真菜）

主 辅 料 羊排 50.0g 烤馕 3.4g 洋葱 8.5g 青辣椒 9.1g 葱 2.0g 姜 2.0g
蒜 2.0g 蒜薹 4.0g

调 味 料 盐 0.2g 大豆油 2.8g 老抽 0.8g 蚝油 4.7g 料酒 4.7g
干线椒 0.7g 花椒 0.5g 小茴香 0.8g 孜然 0.5g

营养成分 能量 495.5kJ 蛋白质 10.5g 脂肪 6.3g 碳水化合物 11.9g
钠 417.3mg

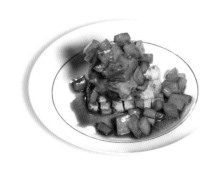

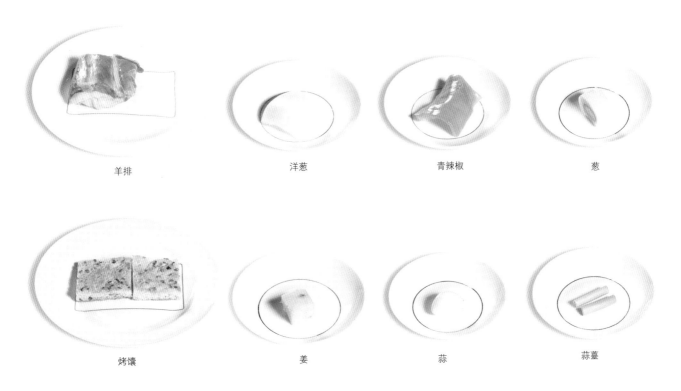

羊排　　　　　　　洋葱　　　　　　　青辣椒　　　　　　葱

烤馕　　　　　　　姜　　　　　　　　蒜　　　　　　　　蒜薹

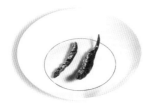

干线椒

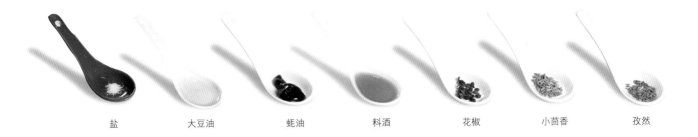

盐　　　　大豆油　　　蚝油　　　料酒　　　花椒　　　小茴香　　　孜然

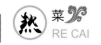

扒羊脸（西北菜）

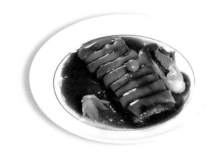

主 辅 料　羊脸（熟）38.0g　姜 1.6g　葱 6.3g　蒜 5.0g

调 味 料　盐 0.3g　大豆油 2.2g　白糖 1.6g　酱油 5.5g　老抽 1.0g　桂皮 0.5g
　　　　　白芷 1.0g　料酒 5.0g　八角 1.0g　水淀粉 4.5g　花椒 0.1g
　　　　　干红辣椒 0.6g

营养成分　能量 615.1kJ　蛋白质 9.8g　脂肪 7.7g　碳水化合物 10.1g
　　　　　钠 737.7mg

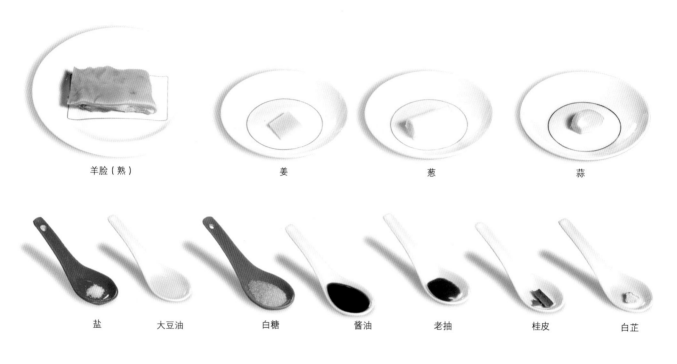

羊脸（熟）　　　　　姜　　　　　葱　　　　　蒜

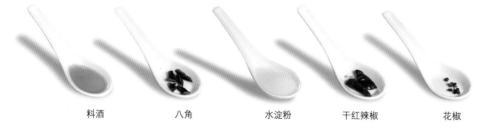

盐　　　大豆油　　　白糖　　　酱油　　　老抽　　　桂皮　　　白芷

料酒　　　八角　　　水淀粉　　干红辣椒　　花椒

清炖羊肉（清真菜）

主辅料 羊前腿肉 54.0g 白萝卜 19.0g 香菜 1.0g 葱 6.7g 姜 1.7g

调味料 盐 1.6g 味精 1.0g 白辣椒粉 0.2g 花椒 0.6g

营养成分 能量 273.7kJ 蛋白质 11.5g 脂肪 1.2g 碳水化合物 2.4g
钠 773.8mg

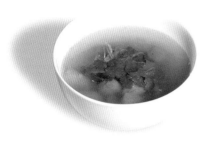

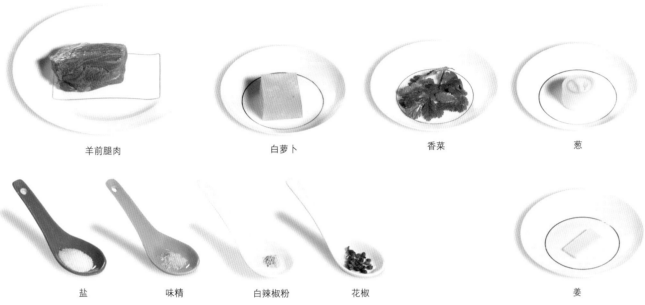

羊前腿肉	白萝卜	香菜	葱

盐	味精	白辣椒粉	花椒	姜

手抓羊肉（清真菜）

主辅料 羊排 48.0g 葱 9.7g 姜 2.5g 蒜 3.0g

调味料 盐 0.6g 香油 1.7g 酱油 3.4g 花椒 7.5g 小茴香 1.0g
白胡椒粉 1.5g 鸡粉 0.5g 枸杞 0.3g

营养成分 能量 405.2kJ 蛋白质 7.2g 脂肪 3.8g 碳水化合物 9.7g
钠 603.1mg

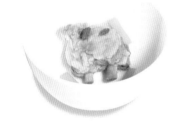

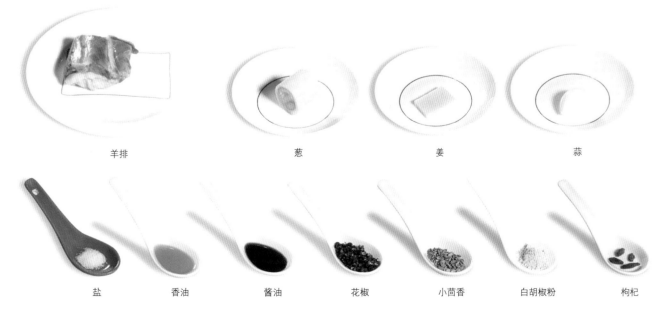

羊排	葱	姜	蒜

盐	香油	酱油	花椒	小茴香	白胡椒粉	枸杞

牛羊类

它似蜜（清真菜）

主 辅 料 羊里脊肉 100.0g 葱 9.0g 姜 2.0g

调 味 料 盐 0.7g 大豆油 16.0g 白糖 12.0g 老抽 1.2g 甜面酱 2.7g
米醋 8.0g 淀粉 2.4g 料酒 10.6g

营养成分 能量 1346.1kJ 蛋白质 21.7g 脂肪 17.7g 碳水化合物 18.9g
钠 586.9mg

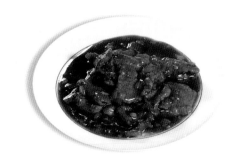

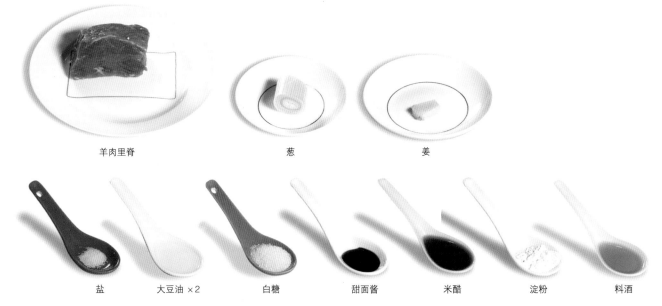

羊肉里脊　　　　　　葱　　　　　　　姜

盐　　　大豆油 ×2　　白糖　　甜面酱　　米醋　　淀粉　　料酒

荒爆散丹（清真菜）

主 辅 料 羊肚 38.0g 香菜 4.5g 葱 1.2g 姜 1.4g 蒜 2.6g

调 味 料 盐 0.3g 大豆油 6.5g 香油 0.2g 味精 1.5g 料酒 2.7g
白胡椒粉 0.2g

营养成分 能量 511.4kJ 蛋白质 8.0g 脂肪 9.2g 碳水化合物 1.8g
钠 292.7mg

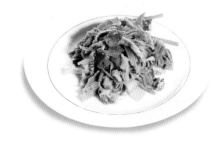

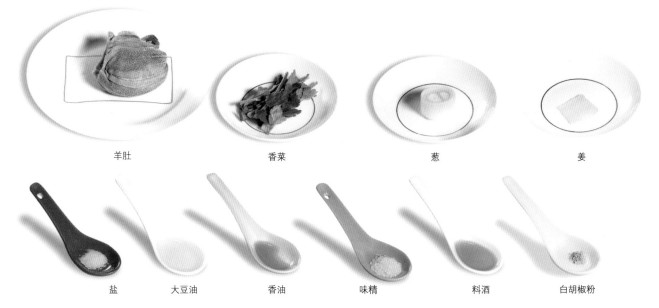

羊肚　　　　　香菜　　　　　葱　　　　　姜

盐　　　大豆油　　　香油　　　味精　　　料酒　　白胡椒粉

牛羊类

药膳滋补羊脖（西北菜）

主 辅 料　羊脖肉 51.0g　党参 1.4g　大枣 2.0g　当归 0.5g　白萝卜 24.0g

调 味 料　盐 1.0g　鸡粉 0.1g　白胡椒粉 0.1g　三花淡奶 3.5g

营养成分　能量 393.6kJ　蛋白质 11.8g　脂肪 3.1g　碳水化合物 4.9g
　　　　　钠 474.4mg

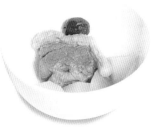

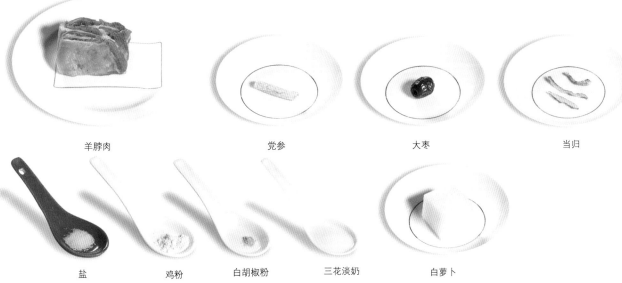

羊脖肉　　　　　党参　　　　　大枣　　　　　当归

盐　　　鸡粉　　　白胡椒粉　　三花淡奶　　　白萝卜

羊蝎子（家常菜）

主 辅 料　羊蝎子 80.0g　香菜 4.2g　葱 1.8g　姜 3.0g　洋葱 4.4g

调 味 料　盐 1.0g　大豆油 4.0g　白糖 0.6g　生抽 3.0g　白豆蔻 1.5g
　　　　　老抽 0.8g　料酒 11.0g　花椒 0.4g　香叶 0.4g　小茴香 1.0g

营养成分　能量 433.8kJ　蛋白质 11.8g　脂肪 5.0g　碳水化合物 3.1g
　　　　　钠 718.8mg

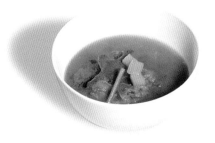

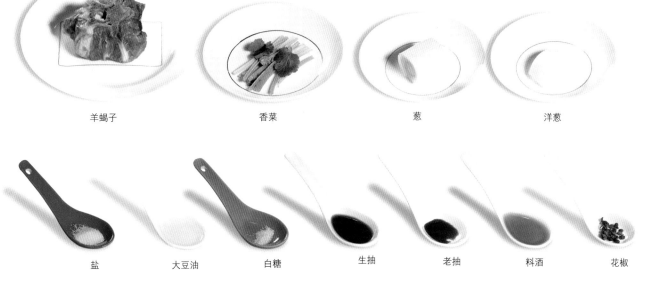

羊蝎子　　　　　香菜　　　　　葱　　　　　洋葱

盐　　　　大豆油　　　白糖　　　生抽　　　老抽　　　料酒　　　花椒

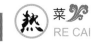

牛羊类

羊杂汤（清真菜）

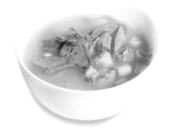

主 辅 料　羊心 25.0g　羊肝 25.0g　羊肺 25.0g　羊肚 27.0g　羊肠 25.0g
　　　　　葱 6.9g　姜 5.0g　蒜 5.0g　香菜 0.8g

调 味 料　盐 1.1g　花椒 1.5g　味精 5.0g　白胡椒粉 0.5g

营养成分　能量 666.4kJ　蛋白质 21.2g　脂肪 4.6g　碳水化合物 8.6g
　　　　　钠 973.6mg

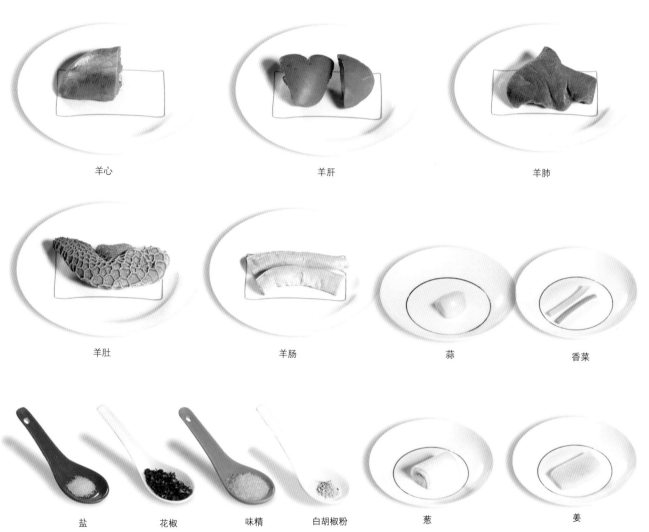

羊心　　　　　　　　　　　　羊肝　　　　　　　　　　　　羊肺

羊肚　　　　　　　　　　羊肠　　　　　　　蒜　　　　　　香菜

盐　　　　花椒　　　　味精　　　白胡椒粉　　　　葱　　　　　　姜

炸米羔羊肉（清真菜）

主 辅 料　羊羔肉 50.0g　香米 12.0g

调 味 料　盐 1.3g　大豆油 10.0g　五香粉 0.3g　鸡粉 0.5g　鸡蛋清 11.0g

营养成分　能量 861.1kJ　蛋白质 11.4g　脂肪 13.5g　碳水化合物 10.7g
　　　　　　钠 667.3mg

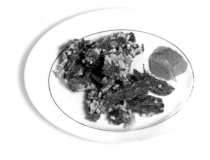

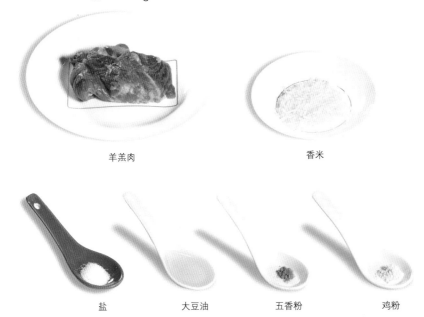

羊羔肉　　　　　　　　　　香米

盐　　　　　大豆油　　　　五香粉　　　　鸡粉

蒸羊羔（清真菜）

主 辅 料　羊羔肉 50.0g　葱 7.8g　姜 1.9g

调 味 料　花椒盐 0.2g　蒜醋汁 12.0g　甘草 0.9g　小茴香 0.6g　白豆蔻 1.0g

营养成分　能量 357.7kJ　蛋白质 10.8g　脂肪 3.4g　碳水化合物 3.0g
　　　　　　钠 156.8mg

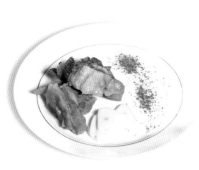

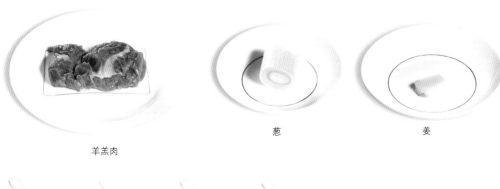

葱　　　　　　　　　姜

羊羔肉

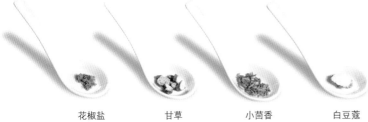

花椒盐　　　　甘草　　　　小茴香　　　　白豆蔻

牛羊类

粉汤羊血（西北菜）

主 辅 料　羊血 100.0g　粉丝 50.0g　发面饼 53.4g　豆腐 13.0g　香菜 1.2g
　　　　　姜 0.9g　蒜苗 3.7g

调 味 料　盐 1.7g　大豆油 5.4g　小茴香 0.5g　桂皮 0.6g　八角 0.9g
　　　　　草果 3.0g　良姜 2.4g　白胡椒粉 1.2g

营养成分　能量 1534.4kJ　蛋白质 12.2g　脂肪 6.9g　碳水化合物 65.1g
　　　　　钠 1120.4mg

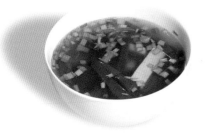

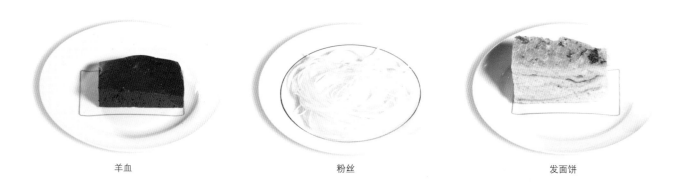

羊血　　　　　　　　　　　粉丝　　　　　　　　　　　发面饼

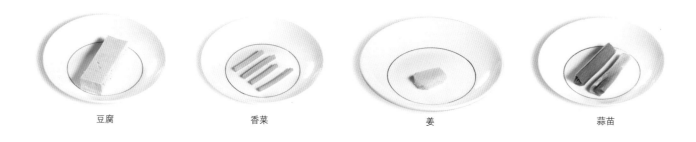

豆腐　　　　　香菜　　　　　姜　　　　　蒜苗

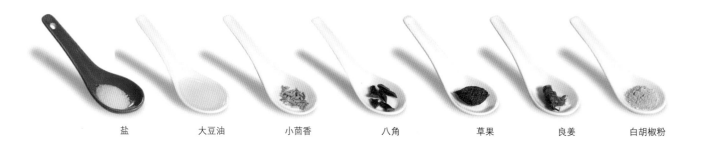

盐　　　大豆油　　　小茴香　　　八角　　　草果　　　良姜　　　白胡椒粉

盐池八宝菜（清真菜）

主 辅 料　羊肉 70.0g　蛋皮 4.0g　木耳 1.3g　粉条 3.5g　榨菜 8.5g
干黄花菜 1.4g

调 味 料　鸡汁 1.3g　鸡粉 0.5g　白胡椒粉 0.9g　水淀粉 6.5g

营养成分　能量 814.9kJ　蛋白质 14.6g　脂肪 11.7g　碳水化合物 10.7g
钠 649.9mg

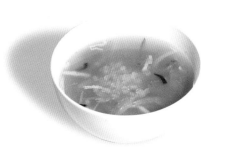

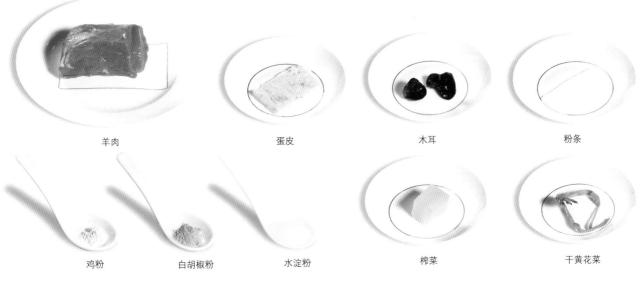

羊肉　　　　　　　蛋皮　　　　　　　木耳　　　　　　　粉条

鸡粉　　　　　白胡椒粉　　　　水淀粉　　　　　　　榨菜　　　　　干黄花菜

圆子汤（清真菜）

主 辅 料　羊肉 47.0g　粉条 16.7g　葱 8.0g　西红柿 35.0g　蒜苗 2.0g
韭菜 1.3g　西米 3.3g　木耳 15.0g

调 味 料　盐 1.8g　大豆油 6.0g　十三香 0.3g　鸡粉 8.0g

营养成分　能量 987.9kJ　蛋白质 10.7g　脂肪 13.4g　碳水化合物 19.3g
钠 2275.6mg

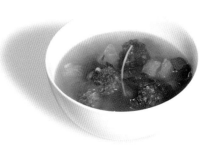

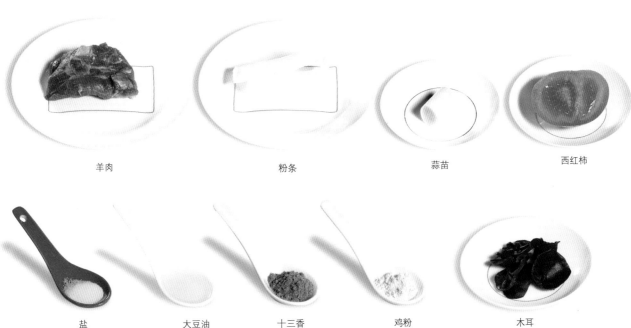

羊肉　　　　　　　　粉条　　　　　　　蒜苗　　　　　　西红柿

盐　　　　　　大豆油　　　　十三香　　　　　鸡粉　　　　　木耳

禽类

白果炖鸡（川菜）

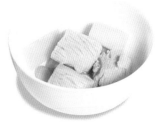

主 辅 料　鸡胸肉 50.0g　白果 15.0g　姜 2.5g　葱 6.0g

调 味 料　盐 0.6g　料酒 20.0g　白胡椒 0.5g　味精 1.0g

营养成分　能量 292.4kJ　蛋白质 11.0g　脂肪 2.3g　碳水化合物 1.3g
　　　　　　钠 409.2mg

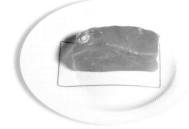

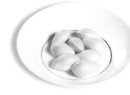

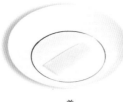

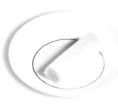

鸡胸肉　　　　　　　　　白果　　　　　　　　姜　　　　　　　　葱

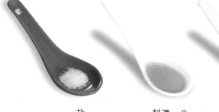

盐　　　　　　料酒 ×3　　　　白胡椒　　　　　味精

冰糖黄焖鸡翅根（湘鄂菜）

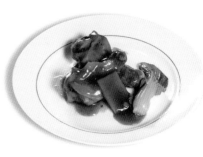

主 辅 料　鸡翅根 42.0g　姜 2.6g　葱 7.3g

调 味 料　冰糖 3.5g　生抽 4.0g　老抽 0.5g　水淀粉 2.5g　黄酒 8.0g　大豆油 3.6g

营养成分　能量 508.7kJ　蛋白质 5.6g　脂肪 7.1g　碳水化合物 7.8g
　　　　　　钠 306.1mg

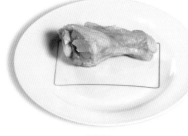

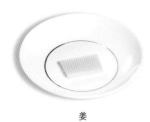

鸡翅根　　　　　　　　　　姜　　　　　　　　葱

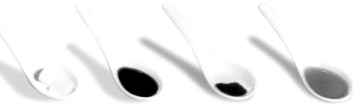

冰糖　　　　　　生抽　　　　　老抽　　　　　黄酒

禽类

豉汁蒸凤爪（粤菜）

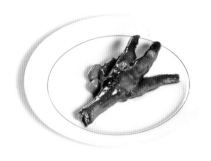

主 辅 料 鸡爪 30.0g 花生 5.0g 蒜 1.5g 葱 1.4g 小米椒 1.0g 姜 1.5g

调 味 料 盐 0.5g 大豆油 2.0g 白糖 1.5g 生抽 1.0g 红烧酱油 2.0g
白胡椒粉 0.5g 料酒 2.0g 蚝油 2.0g 豆豉 1.5g 生粉 1.0g

营养成分 能量 482.2kJ 蛋白质 6.5g 脂肪 7.3g 碳水化合物 9.3g
钠 533.5mg

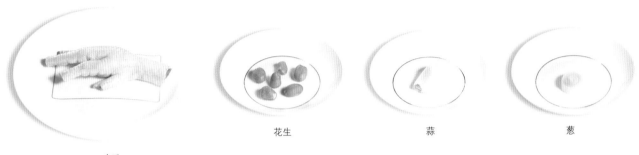

花生　　　蒜　　　葱

鸡爪

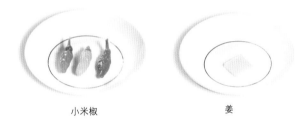

小米椒　　　姜

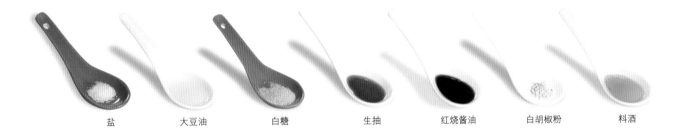

盐　　　大豆油　　　白糖　　　生抽　　　红烧酱油　　　白胡椒粉　　　料酒

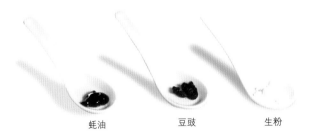

蚝油　　　豆豉　　　生粉

东安仔鸡（湘鄂菜）

主 辅 料　鸡肉 40.0g　红辣椒 4.5g　葱 8.0g　蒜 3.5g　姜 2.0g

调 味 料　盐 1.1g　大豆油 3.2g　熟猪油 1.6g　米醋 3.8g　料酒 8.5g
　　　　　花椒 0.2g　鸡粉 1.0g　水淀粉 2.0g　辣椒粉 3.0g

营养成分　能量 615.4kJ　蛋白质 11.2g　脂肪 8.3g　碳水化合物 12.7g
　　　　　钠 691.7mg

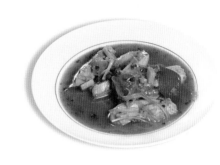

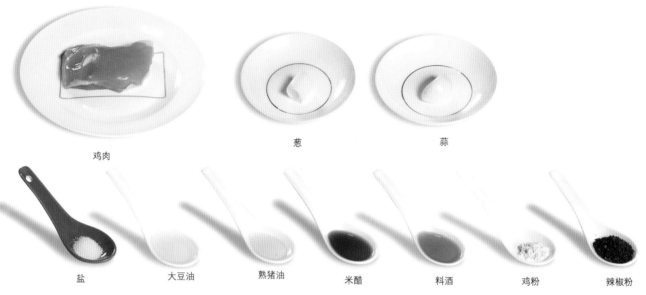

鸡肉　　　　　　　　　　　葱　　　　　　蒜

盐　　　大豆油　　熟猪油　　米醋　　料酒　　鸡粉　　辣椒粉

大盘鸡（清真菜）

主 辅 料　鸡肉 78.0g　土豆 27.0g　青辣椒 6.0g　葱 6.0g　蒜苗 2.8g
　　　　　蒜 3.5g　姜 4.0g

调 味 料　盐 0.7g　大豆油 10.5g　冰糖 2.4g　酱油 3.0g　干红辣椒 0.6g
　　　　　老抽 0.8g　米醋 1.7g　红油 6.0g　花椒 0.1g　八角 1.2g
　　　　　味精 0.5g　水淀粉 0.6g

营养成分　能量 1267.6kJ　蛋白质 18.1g　脂肪 20.3g　碳水化合物 12.9g
　　　　　钠 644.7mg

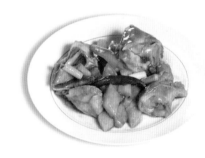

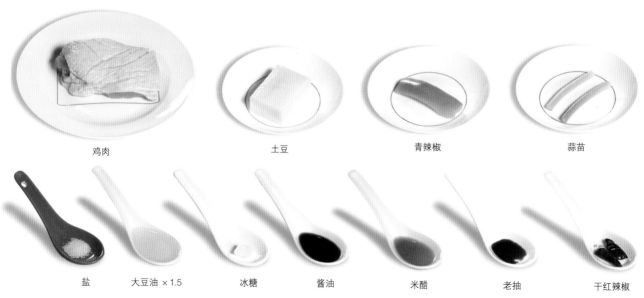

鸡肉　　　　　　土豆　　　　　青辣椒　　　　　蒜苗

盐　　　大豆油×1.5　　冰糖　　酱油　　米醋　　老抽　　干红辣椒

禽类

宫保鸡丁（川菜）

主 辅 料 鸡胸肉 53.0g 花生 12.5g 葱 10.0g 蒜 6.0g 姜 2.5g

调 味 料 盐 0.9g 大豆油 22.7g 白糖 2.5g 酱油 2.0g 干红辣椒 2.0g
红油 2.0g 老抽 0.1g 米醋 2.0g 花椒 0.5g 白胡椒粉 0.2g
料酒 3.6g 水淀粉 1.2g 味精 0.3g 鸡蛋清 3.0g

营养成分 能量 1707.1kJ 蛋白质 15.3g 脂肪 33.8g 碳水化合物 12.6g
钠 586.2mg

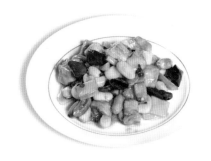

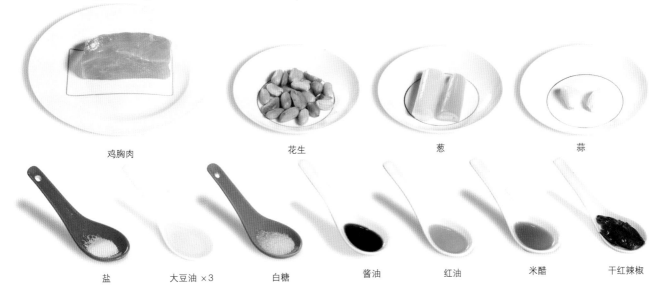

鸡胸肉　　　　　　花生　　　　　　　葱　　　　　　　蒜

盐　　　大豆油 ×3　　白糖　　　酱油　　　红油　　　米醋　　干红辣椒

罐罐鸡（西北菜）

主 辅 料 鸡肉 40.0g 火腿 1.4g 香菇 13.0g 白萝卜 7.0g 虾米 2.0g
姜 2.0g 香葱 2.0g

调 味 料 盐 1.8g 大豆油 5.1g 白胡椒粉 0.7g 鸡蛋清 5.0g 面粉 0.5g
淀粉 5.7g 黄酒 15.0g 水淀粉 4.2g 料酒 1.0g

营养成分 能量 844.6kJ 蛋白质 13.3g 脂肪 8.4g 碳水化合物 18.1g
钠 881.8mg

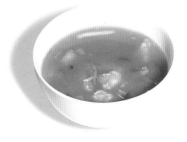

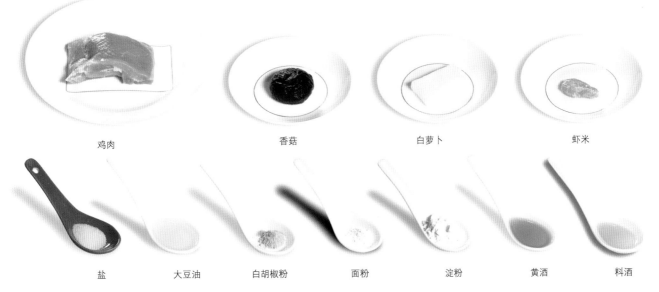

鸡肉　　　　　　香菇　　　　　　白萝卜　　　　　　虾米

盐　　　　大豆油　　　白胡椒粉　　　面粉　　　　淀粉　　　黄酒　　　料酒

禽类

禽类

锅烧鸡（家常菜）

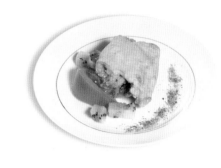

主 辅 料　鸡翅根 50.0g　黄瓜 4.0g　西红柿 9.0g　姜 0.5g　香菜 1.5g

调 味 料　盐 1.2g　大豆油 4.2g　花椒 0.2g　料酒 1.3g　面粉 2.8g
　　　　　　鸡蛋 12.0g

营养成分　能量 462.9kJ　蛋白质 9.2g　脂肪 7.1g　碳水化合物 2.7g
　　　　　　钠 518.0mg

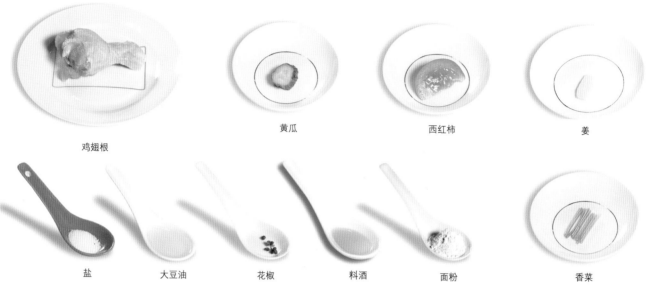

黄瓜　　　　　　　西红柿　　　　　　　姜

鸡翅根

盐　　　　　大豆油　　　　花椒　　　　料酒　　　　面粉　　　　　　香菜

葫芦鸡（西北菜）

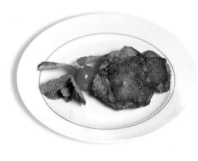

主 辅 料　鸡肉 80.0g　姜 1.8g　葱 8.0g

调 味 料　盐 1.7g　大豆油 2.0g　冰糖 1.3g　酱油 0.9g　生抽 6.7g　老抽 0.3g
　　　　　　花椒盐 2.7g　料酒 0.6g　绍酒 3.3g　花椒 0.1g　八角 1.0g
　　　　　　桂皮 0.2g　草果 1.0g　丁香 0.1g　良姜 2.7g

营养成分　能量 1040.7kJ　蛋白质 17.0g　脂肪 15.8g　碳水化合物 9.5g
　　　　　　钠 1208.7mg

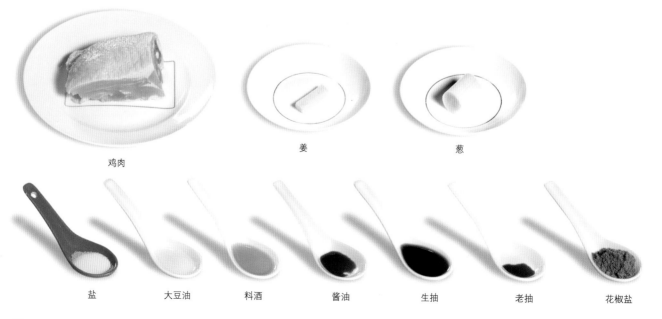

姜　　　　　　　　葱

鸡肉

盐　　　　　大豆油　　　　料酒　　　　酱油　　　　生抽　　　　老抽　　　　花椒盐

禽类

禽类

黄焖鸡（清真菜）

主 辅 料 鸡肉 87.0g 木耳 10.0g 姜 2.5g 葱 12.5g 香葱 10.0g
黄花菜 3.4g

调 味 料 盐 1.0g 大豆油 8.7 白糖 1.7g 酱油 3.4g 味精 0.6g
五香粉 0.4g 八角 1.2g 水淀粉 1.5g

营养成分 能量 948.3kJ 蛋白质 20.0g 脂肪 16.2g 碳水化合物 8.5g
钠 745.8mg

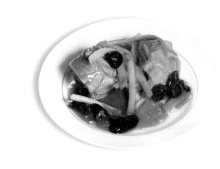

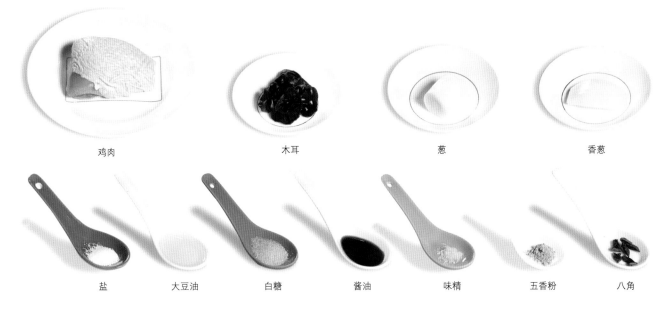

鸡肉　　　　　　　　木耳　　　　　　　　葱　　　　　　　　香葱

盐　　　　大豆油　　　　白糖　　　　酱油　　　　味精　　　　五香粉　　　　八角

黄焖鸡翅（淮扬菜）

主 辅 料 鸡翅 100.0g 洋葱 20.0g 姜 2.0g 葱 1.2g

调 味 料 盐 0.2g 白糖 1.0g 酱油 3.0g 料酒 3.0g

营养成分 能量 632.7kJ 蛋白质 12.5g 脂肪 8.2g 碳水化合物 7.0g
钠 330.3mg

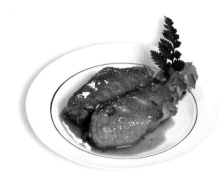

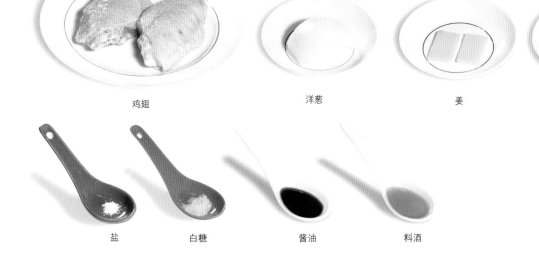

鸡翅　　　　　　　　洋葱　　　　　　　　姜　　　　　　　　葱

盐　　　　白糖　　　　酱油　　　　料酒

禽类

151

禽类

鸡豆花（川菜）

主 辅 料 鸡胸肉 53.0g 熟火腿 5.0g 菜心 5.0g

调 味 料 盐 1.8g 水淀粉 0.7g 白胡椒粉 0.2g 料酒 0.4g 味精 1.4g
鸡蛋清 5.0g

营养成分 能量 470.1kJ 蛋白质 12.7g 脂肪 5.7g 碳水化合物 2.7g
钠 962.2mg

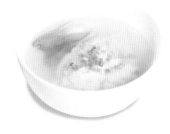

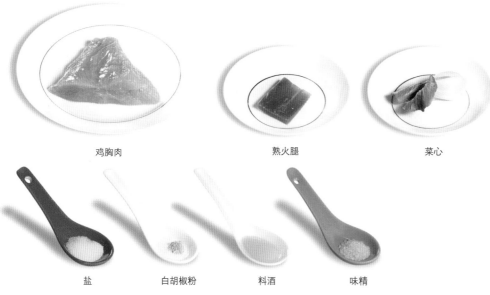

鸡胸肉　　　　　　　　　熟火腿　　　　　　　　菜心

盐　　　　白胡椒粉　　　　料酒　　　　味精

鸡沟肉（鲁菜）

主 辅 料 鸡胸肉 50.0g 五花肉 40.0g 地瓜 30.0g 葱 2.7g 姜 2.3g

调 味 料 盐 0.3g 大豆油 22.7g 酱油 6.6g 老抽 5.0g 鸡蛋清 4.0g
料酒 4.0g 八角 0.3g 糖色 26.7g 小茴香 1.7g 淀粉 2.8g
味精 0.8g 白胡椒粉 0.1g

营养成分 能量 2718.1kJ 蛋白质 13.7g 脂肪 55.4g 碳水化合物 24.9g
钠 1120.7mg

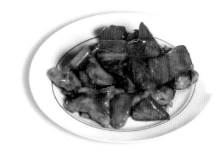

鸡胸肉　　　　　　　　五花肉　　　　　　　地瓜　　　　　　葱

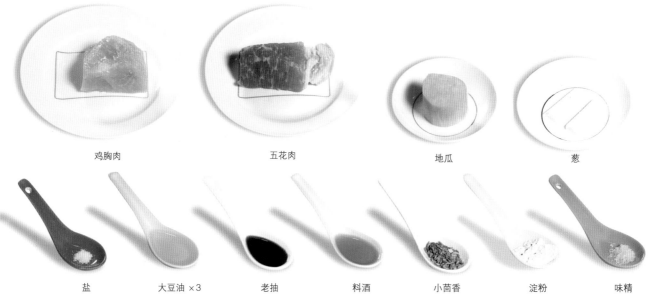

盐　　　　大豆油×3　　　　老抽　　　　料酒　　　　小茴香　　　　淀粉　　　　味精

禽类

椒麻鸡（西北菜）

主 辅 料 琵琶腿 113.0g 葱 6.0g 姜 2.0g 香葱 2.0g

调 味 料 盐 0.7g 香油 1.0g 酱油 3.7g 料酒 7.0g 花椒 0.2g

营养成分 能量 470.5kJ 蛋白质 16.6g 脂肪 4.6g 碳水化合物 1.2g
钠 565.6mg

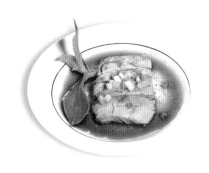

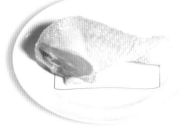

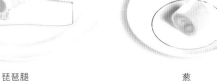

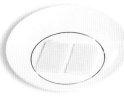

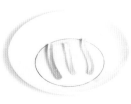

琵琶腿　　　　　葱　　　　　姜　　　　　香葱

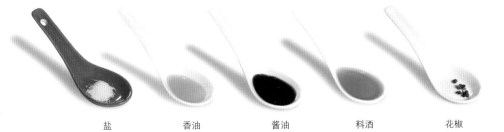

盐　　　香油　　　酱油　　　料酒　　　花椒

鸡丝蛰皮（粤菜）

主 辅 料 鸡胸肉 54.0g 蛰皮 40.0g 绿豆芽 14.0g 香菜 3.4g 胡萝卜 10.0g

调 味 料 盐 1.0g 大豆油 8g 白糖 1.0g 白醋 2.6g 料酒 2.0g
白胡椒粉 0.2g 鸡蛋清 2.5g 味精 0.5g 淀粉 0.7g

营养成分 能量 881.8kJ 蛋白质 8.5g 脂肪 15.8g 碳水化合物 10.3g
钠 590.9mg

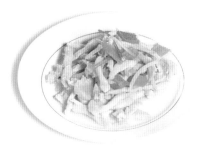

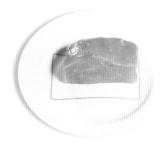

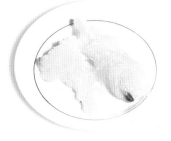

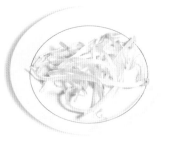

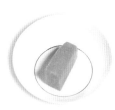

鸡胸肉　　　　　蛰皮　　　　　绿豆芽　　　　胡萝卜

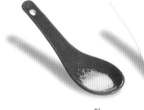

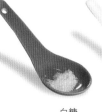

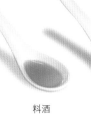

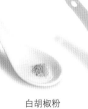

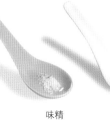

盐　　　大豆油　　　白糖　　　料酒　　　白胡椒粉　　　味精　　　淀粉

禽类

罗田板栗烧仔鸡（湘鄂菜）

主 辅 料　鸡翅根 50.0g　板栗 35.0g　葱 7.4g　姜 3.4g

调 味 料　盐 1.1g　大豆油 4.8g　熟猪油 1.6g　酱油 4.0g　老抽 0.2g
　　　　　味精 1.7g　水淀粉 2.0g　料酒 9.0g

营养成分　能量 838.1kJ　蛋白质 13.1g　脂肪 9.1g　碳水化合物 17.4g
　　　　　钠 877.5mg

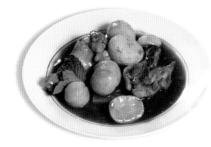

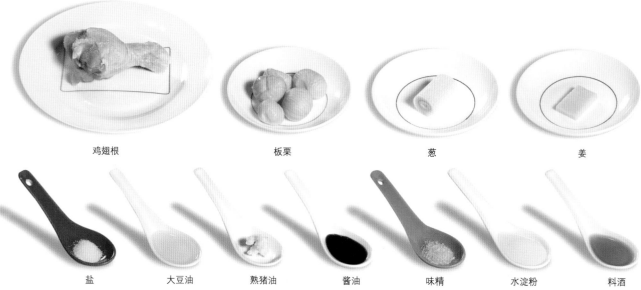

鸡翅根　　　　　板栗　　　　　葱　　　　　姜

盐　　大豆油　　熟猪油　　酱油　　味精　　水淀粉　　料酒

毛豆烧鸡块（淮扬菜）

主 辅 料　鸡肉 98.0g　毛豆 14.0g　葱 3.0g　姜 2.0g

调 味 料　盐 1.0g　大豆油 7.9g　白糖 1.6g　酱油 3.5g　老抽 1.2g
　　　　　料酒 3.0g

营养成分　能量 942.8kJ　蛋白质 22.7g　脂肪 13.0g　碳水化合物 4.6g
　　　　　钠 799.8mg

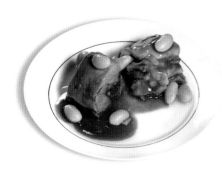

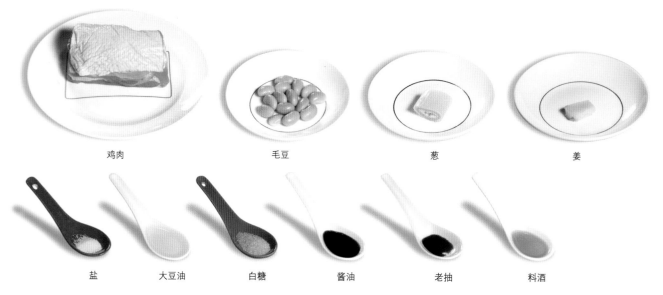

鸡肉　　　　　毛豆　　　　　葱　　　　　姜

盐　　大豆油　　白糖　　酱油　　老抽　　料酒

禽类

禽类

荞面朝那鸡（西北菜）

主 辅 料　荞面 5.0g　鸡肉 48.0g

调 味 料　盐 1.0g　五香粉 0.2g　鸡粉 0.6g　鸡蛋清 4.0g　料酒 10.0g

营养成分　能量 348.1kJ　蛋白质 11.2g　脂肪 2.9g　碳水化合物 3.7g
　　　　　　钠 575.1mg

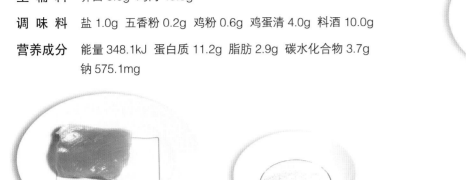

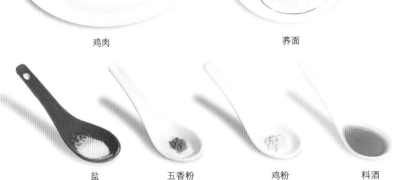

鸡肉　　　　　　　　　　　荞面

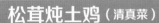

盐　　　　　五香粉　　　　鸡粉　　　　料酒

松茸炖土鸡（清真菜）

主 辅 料　鸡翅根 47.0g　松茸 13.0g

调 味 料　盐 1.3g　白糖 0.5g　老抽 0.2g　鸡粉 1.8g

营养成分　能量 305.2kJ　蛋白质 9.6g　脂肪 1.9g　碳水化合物 7.4g
　　　　　　钠 889.0mg

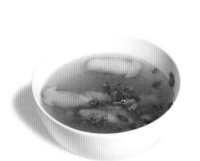

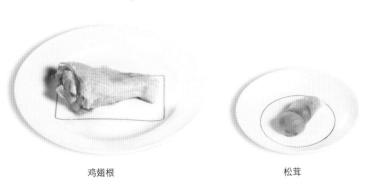

鸡翅根　　　　　　　　　　松茸

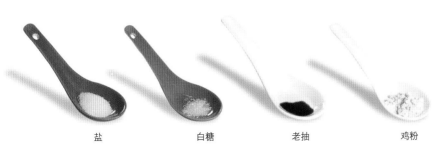

盐　　　　　白糖　　　　　老抽　　　　鸡粉

禽类

五指毛桃煲鸡（粤菜）

主 辅 料 鸡肉 40.0g 五指毛桃 12.5g 土茯苓 5.0g 灵芝 4.0g

调 味 料 盐 1.6g 鸡粉 1.1g 料酒 14.4g

营养成分 能量 254.7kJ 蛋白质 8.0g 脂肪 2.1g 碳水化合物 2.6g
钠 891.1mg

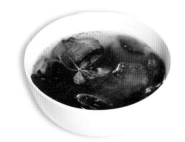

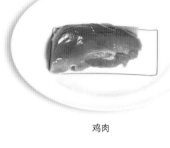

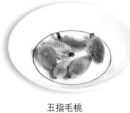

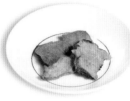

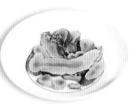

鸡肉　　　　　五指毛桃　　　　土茯苓　　　　　灵芝

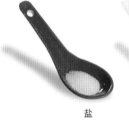

盐　　　　　　鸡粉　　　　　料酒

小鸡炖蘑菇（家常菜）

主 辅 料 鸡肉 50.0g 蘑菇 20.0g 葱 2.0g 姜 2.0g

调 味 料 盐 0.6g 白糖 1.0g 料酒 10.0g

营养成分 能量 579.4kJ 蛋白质 10.8g 脂肪 8.4g 碳水化合物 5.1g
钠 281.0mg

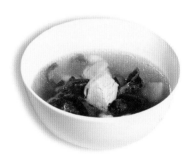

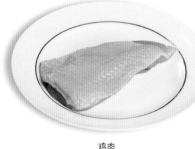

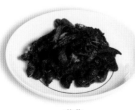

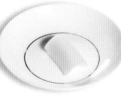

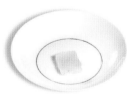

鸡肉　　　　　蘑菇　　　　　葱　　　　　　姜

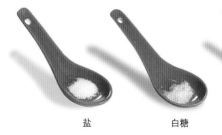

盐　　　　　白糖　　　　料酒

鲜椒鸡丁（家常菜）

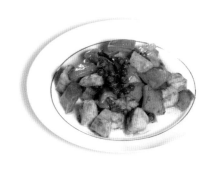

主 辅 料 鸡肉 56.0g 青辣椒 22.0g 葱 4.7g 姜 9.4g 鲜花椒 10.0g

调 味 料 大豆油 12.0g 老抽 1.2g 味精 1.7g 料酒 5.9g 淀粉 1.2g
鸡蛋清 2.0g

营养成分 能量 1112.3kJ 蛋白质 11.2g 脂肪 20.5g 碳水化合物 11.0g
钠 283.3mg

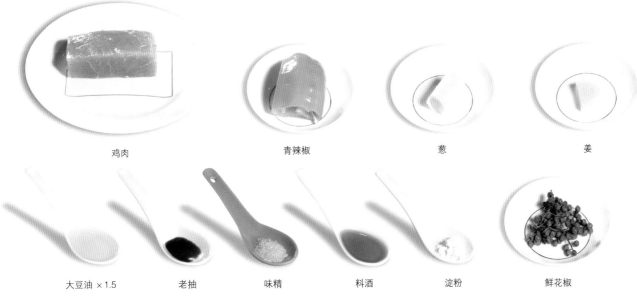

鸡肉　　　　　　　　青辣椒　　　　　　　　葱　　　　　　　　姜

大豆油 ×1.5　　　老抽　　　　味精　　　　料酒　　　　淀粉　　　　鲜花椒

小米南瓜炖土鸡（清真菜）

主 辅 料 鸡肉 44.0g 小米 12.0g 南瓜泥 23.0g

调 味 料 盐 1.6g 鸡粉 2.0g 鸡汁 2.0g 水淀粉 10.1g

营养成分 能量 612.2kJ 蛋白质 10.9g 脂肪 2.7g 碳水化合物 20.8g
钠 1241.8mg

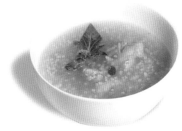

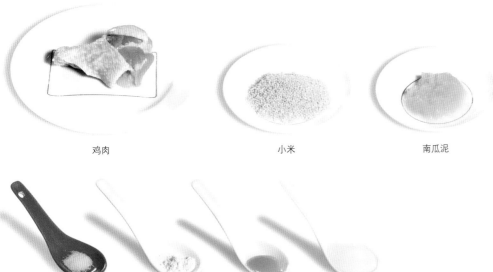

鸡肉　　　　　　　　小米　　　　　　　　南瓜泥

盐　　　　　鸡粉　　　　鸡汁　　　　水淀粉

香酥鸡（鲁菜）

主 辅 料　鸡肉 87.0g　葱 10.0g　姜 2.7g

调 味 料　盐 1.0g　大豆油 6.0g　味精 0.8g　料酒 8.0g　花椒 4.8g
　　　　　小茴香 0.6g

营养成分　能量 769.5kJ　蛋白质 19.0g　脂肪 10.4g　碳水化合物 4.4g
　　　　　钠 548.8mg

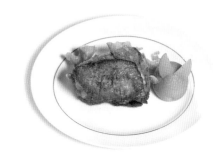

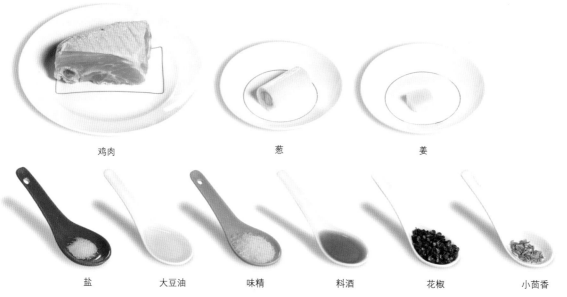

鸡肉　　　　　　　　　葱　　　　　　　　　姜

盐　　　大豆油　　　味精　　　料酒　　　花椒　　　小茴香

香酥鸡翅（家常菜）

主 辅 料　鸡翅中 79.0g　姜 4.0g　葱 4.0g

调 味 料　盐 1.2g　白糖 0.5g　料酒 4.0g　花椒 6.0g　八角 4.0g
　　　　　桂皮 4.0g　小茴香 2.0g

营养成分　能量 543.7kJ　蛋白质 10.0g　脂肪 7.0g　碳水化合物 7.7g
　　　　　钠 513.9mg

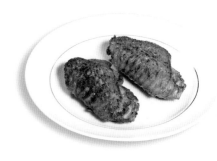

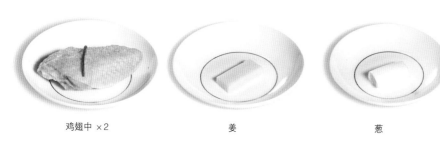

鸡翅中 ×2　　　　　姜　　　　　　　葱

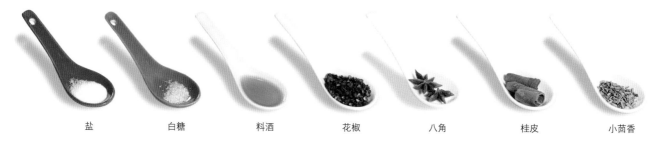

盐　　　　白糖　　　料酒　　　花椒　　　八角　　　桂皮　　　小茴香

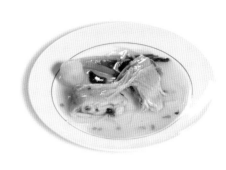

禽类

小土豆炖滩鸡（清真菜）

主　辅　料　鸡翅中 50.0g　土豆 5.0g　金针菇 4.6g

调　味　料　盐 1.0g　大豆油 4.8g　鸡粉 4.0g　淀粉 5.0g　干红辣椒 0.2g

营养成分　能量 490.7kJ　蛋白质 7.9g　脂肪 6.5g　碳水化合物 6.9g
　　　　　　钠 1174.0mg

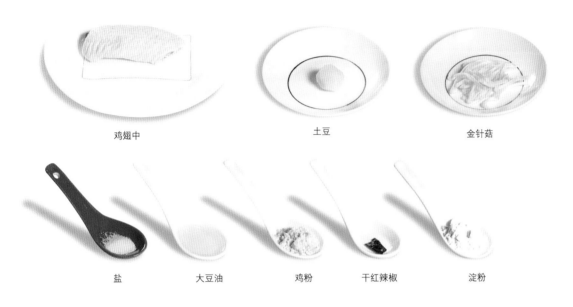

鸡翅中　　　　　　　土豆　　　　　　　金针菇

盐　　　　大豆油　　　鸡粉　　　干红辣椒　　　淀粉

小桃园瓦罐鸡汤（湘鄂菜）

主　辅　料　鸡翅根 50.0g　鸡胗 21.0g　姜 3.0g　葱 7.3g

调　味　料　盐 1.0g　熟猪油 1.7g　味精 1.7g　料酒 17.0g　鸡粉 0.3g

营养成分　能量 570.7kJ　蛋白质 12.0g　脂肪 8.0g　碳水化合物 4.3g
　　　　　　钠 664.8mg

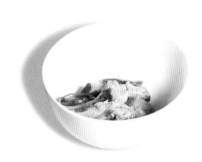

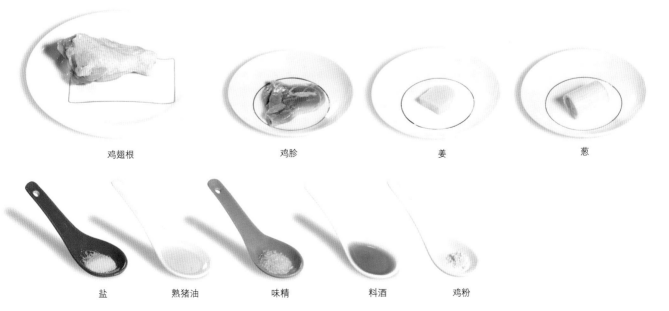

鸡翅根　　　　　　　鸡胗　　　　　　　姜　　　　　　　葱

盐　　　　熟猪油　　　味精　　　料酒　　　鸡粉

禽类

热菜
RE CAI

禽类

啫啫滑鸡煲（粤菜）

主 辅 料　鸡胸肉 47.0g　红葱头 15.0g　蒜 3.0g　红辣椒 2.0g　青辣椒 2.0g
　　　　　姜 2.0g

调 味 料　盐 0.7g　大豆油 14.6g　海鲜酱 3.0g　豆豉 0.2g　水淀粉 0.6g
　　　　　蚝油 4.2g　料酒 3.3g　白糖 1.5g　黑胡椒碎粒 0.5g　鸡蛋 5.0g
　　　　　淀粉 1.0g

营养成分　能量 1027.9kJ　蛋白质 11.5g　脂肪 18.8g　碳水化合物 13.9g
　　　　　钠 580.9mg

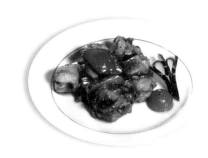

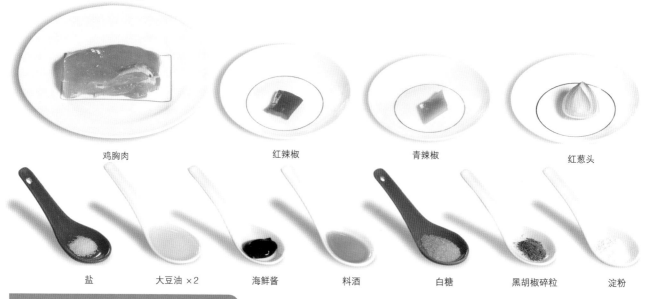

鸡胸肉　　　　　红辣椒　　　　　青辣椒　　　　　红葱头

盐　　　大豆油 ×2　　海鲜酱　　　料酒　　　白糖　　黑胡椒碎粒　　淀粉

长沙麻仁香酥鸭（湘鄂菜）

主 辅 料　鸭肉 60.0g　猪肉 6.7g　姜 1.0g　葱 1.7g　火腿 1.3g　鸡蛋清 33.0g
　　　　　香菜 1.0g

调 味 料　盐 0.8g　大豆油 7.8g　白糖 1.6g　绍酒 5.5g　花椒 0.2g
　　　　　淀粉 5.2g　白芝麻 2.0g

营养成分　能量 1058.0kJ　蛋白质 14.5g　脂肪 15.6g　碳水化合物 9.5g
　　　　　钠 508.8mg

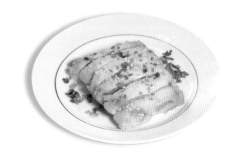

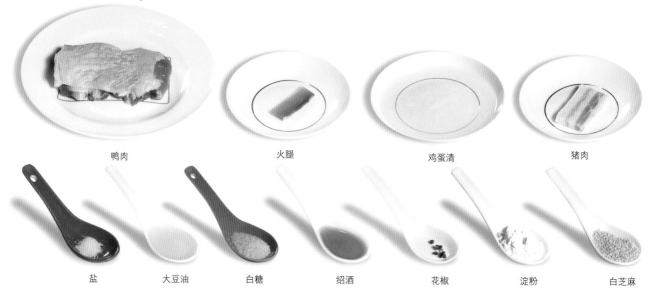

鸭肉　　　　　　火腿　　　　　鸡蛋清　　　　　猪肉

盐　　　大豆油　　　白糖　　　绍酒　　　花椒　　　淀粉　　　白芝麻

禽类

炒鸭肠（家常菜）

主 辅 料 鸭肠 32.0g 青辣椒 16.0g 蒜 6.0g 葱 7.0g

调 味 料 盐 0.5g 大豆油 7.8g 酱油 3.4g 香油 2.0g 红油 2.2g
米醋 3.4g 料酒 1.3g 味精 2.5g

营养成分 能量 740.6kJ 蛋白质 6.6g 脂肪 14.6g 碳水化合物 5.1g
钠 658.1mg

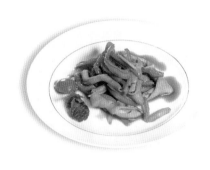

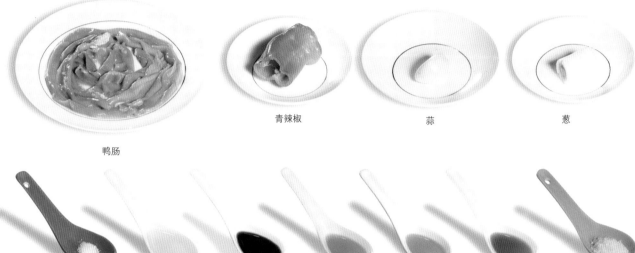

青辣椒　　　　　　蒜　　　　　　　葱

鸭肠

盐　　　大豆油　　　酱油　　　香油　　　红油　　　米醋　　　味精

樟茶鸭（川菜）

主 辅 料 鸭肉 68.6g 姜 0.5g 葱 1.0g

调 味 料 盐 0.5g 大豆油 9.4g 花椒 0.3g 白胡椒粉 0.1g 料酒 1.0g
醪糟汁 0.5g

营养成分 能量 1052.1kJ 蛋白质 10.7g 脂肪 22.9g 碳水化合物 0.7g
钠 247.1mg

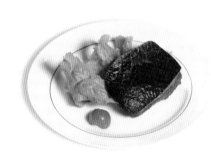

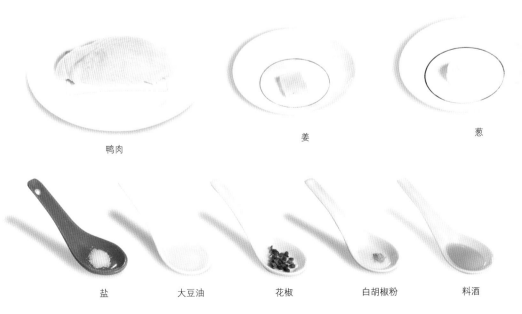

姜　　　　　　　葱

鸭肉

盐　　　大豆油　　　花椒　　　白胡椒粉　　　料酒

禽类

孜然鸭翅（家常菜）

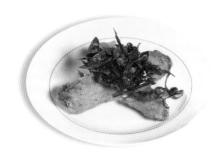

主 辅 料　鸭翅 60.0g

调 味 料　盐 0.4g　大豆油 6.8g　干红辣椒 10.0g　孜然 1.6g　淀粉 4.6g
　　　　　　白胡椒粉 0.4g　花椒粉 0.2g　鸡粉 0.5g　料酒 9.5g

营养成分　能量 665.5kJ　蛋白质 8.3g　脂肪 10.5g　碳水化合物 12.8g
　　　　　　钠 306.1mg

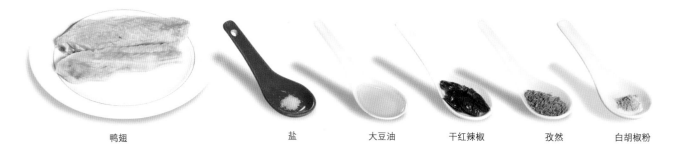

| 鸭翅 | 盐 | 大豆油 | 干红辣椒 | 孜然 | 白胡椒粉 |

金银条拌虾酱土鸡蛋（鲁菜）

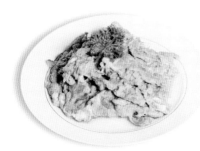

主 辅 料　玉米面 25.0g　面粉 25.0g　鸡蛋 86g　葱 36.7g　尖椒 10.0g
　　　　　　咸菜 8.0g　虾皮 3.3g　香菜 10.0g　香葱 15.0g

调 味 料　盐 1.3g　香油 4.0g　虾酱 6.7g　米醋 6.7g

营养成分　能量 1572.4kJ　蛋白质 20.3g　脂肪 14.8g　碳水化合物 44.6g
　　　　　　钠 1114.7mg

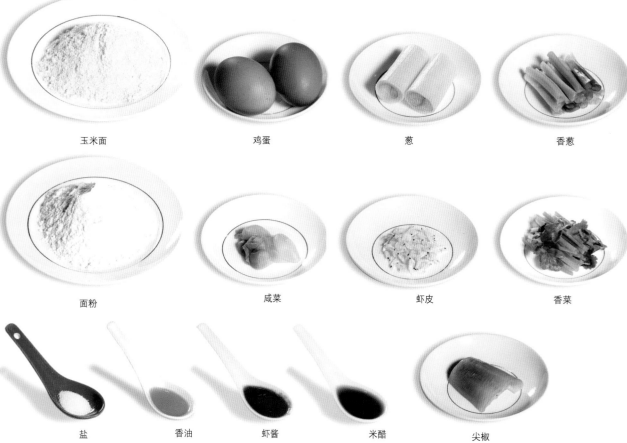

| 玉米面 | 鸡蛋 | 葱 | 香葱 |

| 面粉 | 咸菜 | 虾皮 | 香菜 |

| 盐 | 香油 | 虾酱 | 米醋 | 尖椒 |

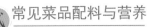

蜜汁葫芦（西北菜）

主 辅 料　猪板油 38.0g　面粉 100.0g　青红丝 2.5g　鸡蛋 55.0g

调 味 料　盐 0.7g　大豆油 19.0g　白糖 10.0g　蜂蜜 20.0g　白芝麻 0.8g

营养成分　能量 4154.3kJ　蛋白质 7.3g　脂肪 61.0g　碳水化合物 103.7g
　　　　　钠 398.1mg

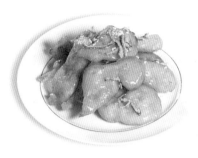

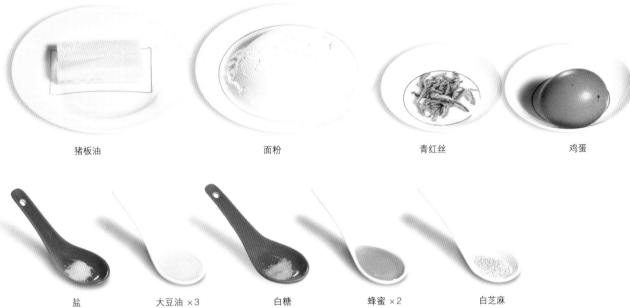

猪板油　　　　　　　面粉　　　　　　　青红丝　　　　　　鸡蛋

盐　　　　大豆油 ×3　　　　白糖　　　　蜂蜜 ×2　　　　白芝麻

西红柿炒鸡蛋（家常菜）

主 辅 料　西红柿 100.0g　鸡蛋 32.0g

调 味 料　盐 0.8g　大豆油 8.0g　白糖 4.0g

营养成分　能量 644.4kJ　蛋白质 4.8g　脂肪 11.5g　碳水化合物 8.0g
　　　　　钠 360.1mg

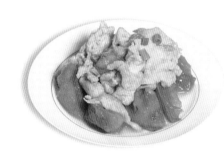

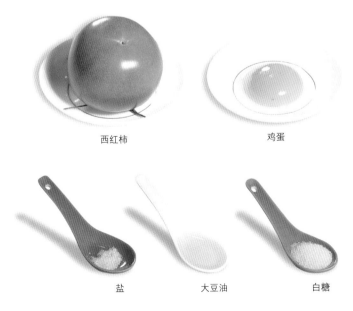

西红柿　　　　　　　　鸡蛋

盐　　　　　　大豆油　　　　　白糖

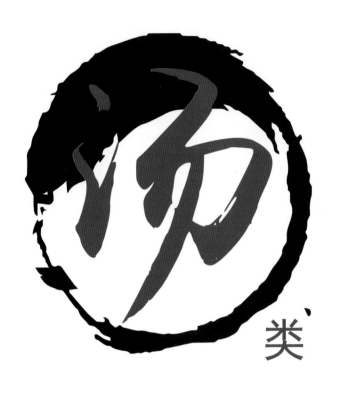

类

—— 惟有美食不可辜负

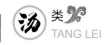
白果腐竹猪肚汤（粤菜）

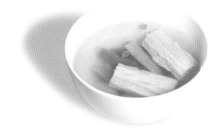

主 辅 料 猪肚 30.0g　腐竹 16.0g　白果 20.0g

调 味 料 盐 1.0g　白胡椒粉 1.8g

营养成分 能量 770.7kJ　蛋白质 14.5g　脂肪 5.3g　碳水化合物 19.7g
钠 423.5mg

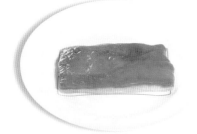
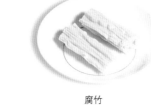
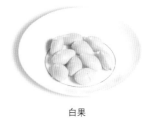

猪肚　　　　　　　　　腐竹　　　　　　　　　白果

盐　　　　　　白胡椒粉

豆芽丸子汤（川菜）

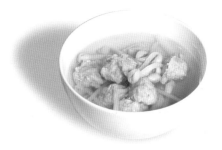

主 辅 料 猪前腿肉 56.0g　黄豆芽 30.0g　姜 0.6g

调 味 料 盐 1.0g　鸡蛋清 1.2g　淀粉 2.0g　料酒 1.3g　水淀粉 1.1g
白胡椒粉 0.1g　味精 0.8g

营养成分 能量 549.9kJ　蛋白质 11.8g　脂肪 7.8g　碳水化合物 4.5g
钠 507.4mg

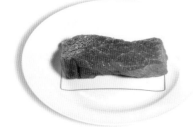
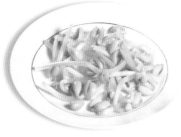
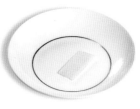

猪前腿肉　　　　　　　黄豆芽　　　　　　　　姜

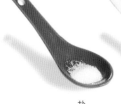

盐　　　　淀粉　　　　料酒　　　　水淀粉　　　白胡椒粉　　　味精

胡辣汤（西北菜）

主 辅 料　羊腿肉 100.0g　面筋 40.0g　姜 2.0g　粉皮 7.0g　海带 1.2g
　　　　　豆腐 12.4g　菠菜 3.2g

调 味 料　盐 1.0g　香油 1.0g　老抽 0.2g　米醋 7.0g　五香粉 0.6g
　　　　　水淀粉 10.4g　白胡椒粉 1.3g

营养成分　能量 1012.8kJ　蛋白质 29.8g　脂肪 5.8g　碳水化合物 19.3g
　　　　　钠 505.1mg

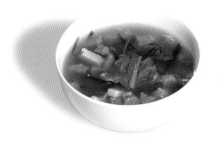

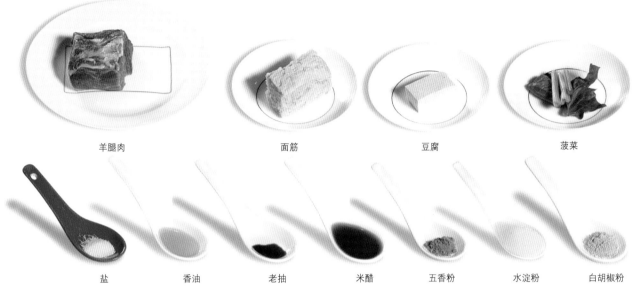

羊腿肉　　　　　　　面筋　　　　　　　豆腐　　　　　　　菠菜

盐　　　香油　　　老抽　　　米醋　　　五香粉　　　水淀粉　　　白胡椒粉

萝卜连锅汤（川菜）

主 辅 料　猪后腿肉 55.0g　白萝卜 80.0g　姜 3.5g　葱 6.7g

调 味 料　盐 0.8g　大豆油 2.0g　酱油 7.0g　豆瓣酱 6.0g
　　　　　香油 2.0g　料酒 4.0g　味精 0.2g　白胡椒粉 0.1g

营养成分　能量 747.2kJ　蛋白质 11.6g　脂肪 11.2g　碳水化合物 8.5g
　　　　　钠 1249.8mg

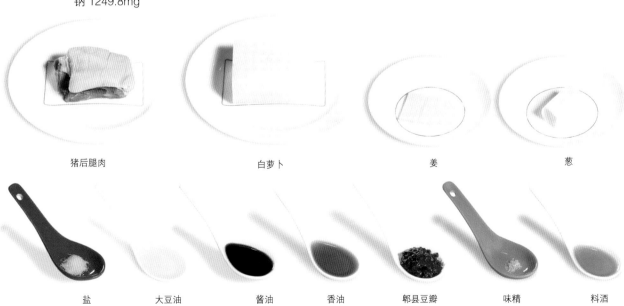

猪后腿肉　　　　　　白萝卜　　　　　　姜　　　　　　　葱

盐　　　大豆油　　　酱油　　　香油　　　郫县豆瓣　　　味精　　　料酒

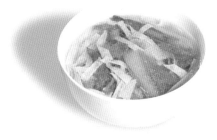

青菜腐皮汤（淮扬菜）

主 辅 料 油豆腐皮 20.0g 青菜 10.0g

调 味 料 盐 1.0g 大豆油 2.5g 料酒 1.7g 味精 0.2g

营养成分 能量 474.2kJ 蛋白质 10.5g 脂肪 7.1g 碳水化合物 2.8g
钠 428.8mg

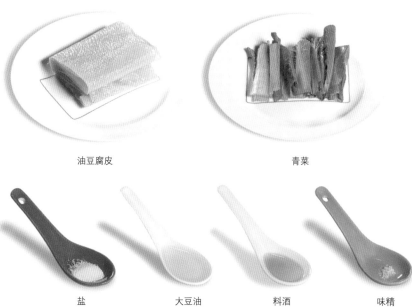

油豆腐皮　　　　　　　　　青菜

盐　　　　　大豆油　　　　料酒　　　　味精

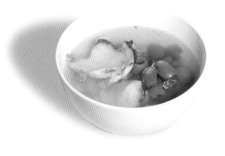

青橄榄响螺汤（粤菜）

主 辅 料 干香螺 50.0g 青橄榄 16.0g 姜 3.5g

调 味 料 盐 1.0g

营养成分 能量 130.9kJ 蛋白质 3.4g 脂肪 0.3g 碳水化合物 4.1g
钠 425.1mg

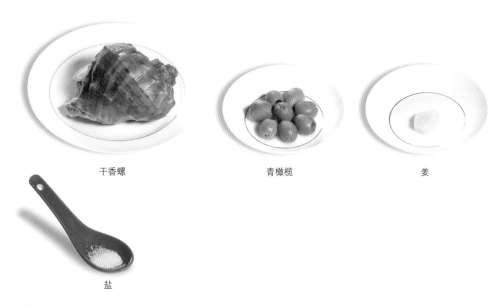

干香螺　　　　　　青橄榄　　　　　　姜

盐

酸菜鸡丝汤（川菜）

主 辅 料 鸡胸肉 50.0g 泡青菜 28.0g 鸡蛋清 2.5g

调 味 料 盐 1.1g 料酒 3.5g 白胡椒粉 0.1g 味精 1.4g 水淀粉 1.5g
淀粉 0.6g

营养成分 能量 353.3kJ 蛋白质 11.0g 脂肪 2.9g 碳水化合物 4.2g
钠 613.5mg

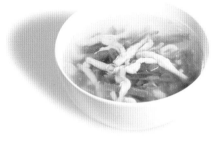

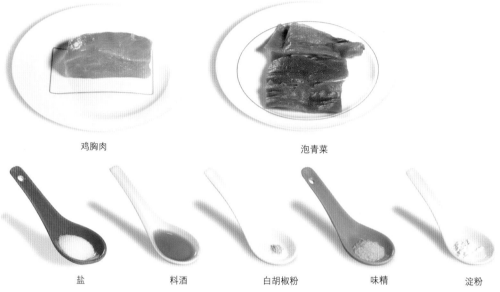

鸡胸肉　　　　　　　　　　　　泡青菜

盐　　　　料酒　　　　白胡椒粉　　　　味精　　　　淀粉

酸辣肚丝汤（西北菜）

主 辅 料 猪肚 45.0g 香菜 2.5g 姜 4.0g

调 味 料 盐 0.6g 香油 1.0g 酱油 2.8g 米醋 13.0g 料酒 3.0g
生粉 2.2g 白胡椒粉 1.0g

营养成分 能量 806.0kJ 蛋白质 4.4g 脂肪 17.0g 碳水化合物 5.6g
钠 479.7mg

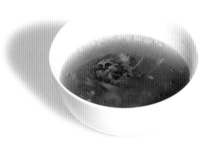

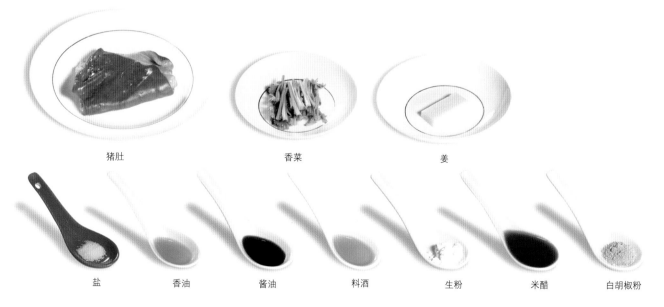

猪肚　　　　　　　　香菜　　　　　　　　姜

盐　　　香油　　　酱油　　　料酒　　　生粉　　　米醋　　　白胡椒粉

酸辣汤（家常菜）

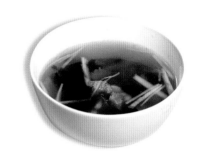

主 辅 料	豆腐 20.0g 鱿鱼 20.0g 鸡蛋 20.0g 木耳 20.0g 葱 3.0g 姜 3.0g
调 味 料	盐 1.5g 酱油 2.5g 米醋 10.0g 料酒 5.0g 白胡椒粉 1.5g
营养成分	能量 379.6kJ 蛋白质 8.9g 脂肪 4.2g 碳水化合物 5.4g 钠 845.3mg

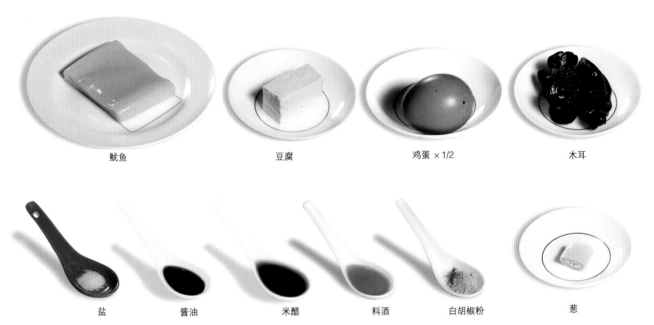

鱿鱼　　　　　豆腐　　　　　鸡蛋×1/2　　　　木耳

盐　　　酱油　　　米醋　　　料酒　　　白胡椒粉　　　葱

西红柿鸡蛋汤（家常菜）

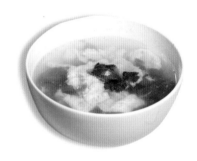

主 辅 料	鸡蛋 40.0g 西红柿 50.0g
调 味 料	盐 1.2g 料酒 10.0g
营养成分	能量 283.0kJ 蛋白质 5.4g 脂肪 4.3g 碳水化合物 2.0g 钠 551.5mg

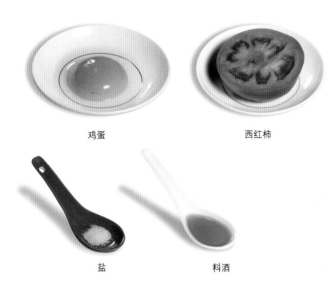

鸡蛋　　　　　西红柿

盐　　　　料酒

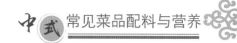

虾皮紫菜汤（家常菜）

主 辅 料	虾皮 5.0g 紫菜 5.0g 葱 5.0g 姜 5.0g
调 味 料	盐 0.2g 料酒 10.0g 白胡椒粉 1.0g
营养成分	能量 116.5kJ 蛋白质 3.1g 脂肪 0.2g 碳水化合物 3.9g 钠 395.1mg

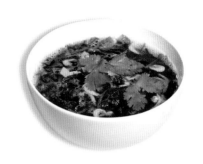

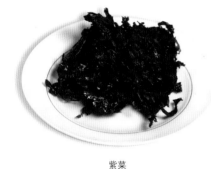
紫菜

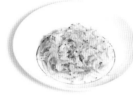
虾皮

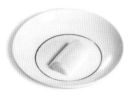
葱

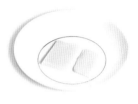
姜

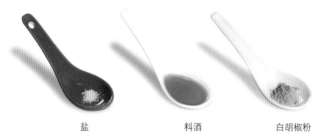
盐　　　　料酒　　　　白胡椒粉

榨菜肉丝汤（淮扬菜）

主 辅 料	猪里脊肉 41.0g 榨菜 15.0g 青菜叶 10.0g 葱 5.0g 姜 5.0g
调 味 料	盐 0.6g 料酒 8.0g 鸡粉 0.4g 味精 1.0g
营养成分	能量 318.2kJ 蛋白 9.0g 脂肪 3.4g 碳水化合物 2.5g 钠 1061.9mg

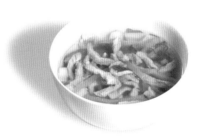

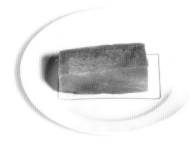
猪里脊肉

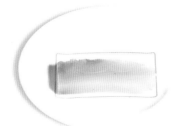
榨菜

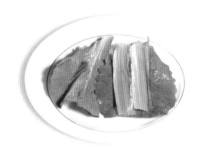
青菜叶

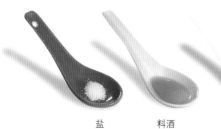
盐　　　　料酒

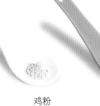
鸡粉

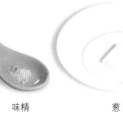
味精

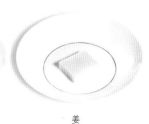
葱　　　　姜

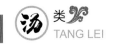

潮汕海鲜砂锅粥（粤菜）

主 辅 料 大米 20.0g 糯米 7.0g 基围虾 18.0g 黄海参 17.7g 鲜贝 14.0g
猪后腿肉 6.0g 香菇 4.0g 姜 2.0g 香菜 2.0g

调 味 料 盐 1.0g 花生油 4.6g 鸡粉 0.2g

营养成分 能量 888.5kJ 蛋白质 12.5g 脂肪 7.5g 碳水化合物 24.5g
钠 608.2mg

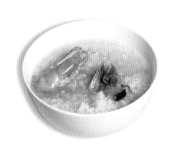

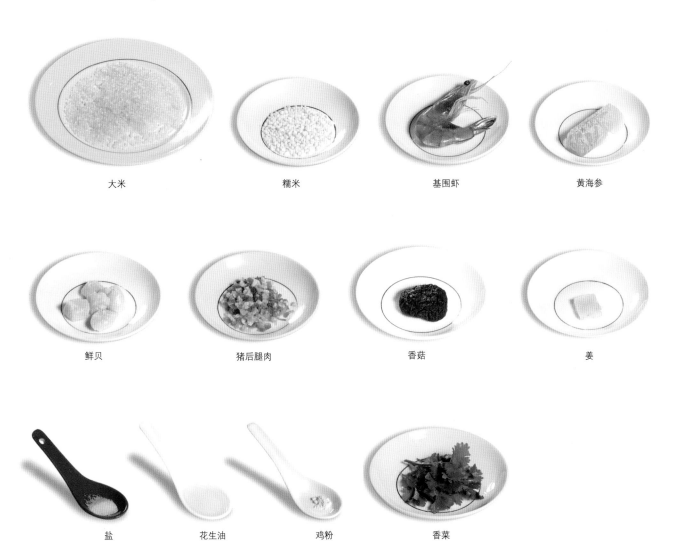

| 大米 | 糯米 | 基围虾 | 黄海参 |

| 鲜贝 | 猪后腿肉 | 香菇 | 姜 |

| 盐 | 花生油 | 鸡粉 | 香菜 |

冰糖湘莲（湘鄂菜）

主 辅 料 湘白莲 7.0g 桂圆肉 8.0g 银耳 5.0g 青豆 4.0g

调 味 料 冰糖 50.0g 枸杞 3.4g

营养成分 能量 1164.7kJ 蛋白质 3.7g 脂肪 0.9g 碳水化合物 65.4g
钠 7.2mg

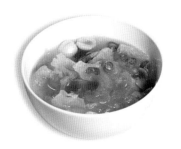

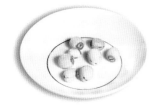
湘白莲

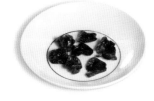
桂圆肉

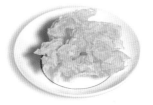
银耳

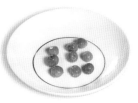
青豆

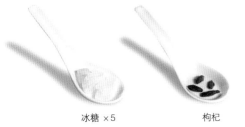
冰糖 ×5   枸杞

孝感糊米酒（湘鄂菜）

主 辅 料 醪糟汁 100.0g 糯米粉 33.3g

调 味 料 白糖 8.0g 糖桂花 3.3g 藕粉 10.0g 枸杞 3.4g

营养成分 能量 1144.1kJ 蛋白质 5.6g 脂肪 0.6g 碳水化合物 62.5g
钠 31.5mg

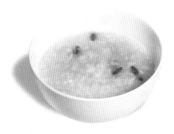

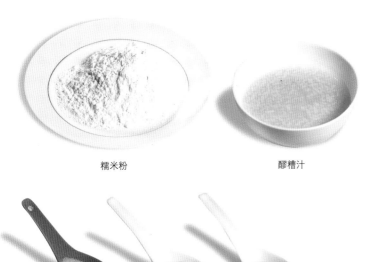
糯米粉   醪糟汁

白糖   糖桂花   枸杞

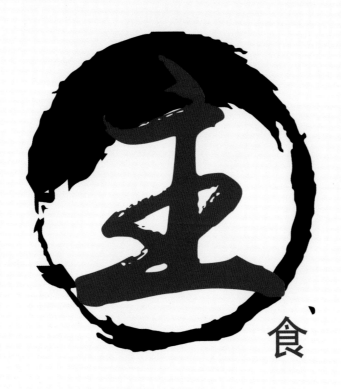

食

———惟有美食不可辜负

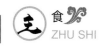
炒面片（西北菜）

主 辅 料　面粉 30.8g　羊肉 10.0g　洋葱 5.0g　青辣椒 2.9g　红辣椒 2.3g
　　　　　西红柿 1.3g

调 味 料　盐 0.9g　大豆油 22.7g　白糖 0.2g　生抽 1.2g　番茄酱 4.1g

营养成分　能量 1453.9kJ　蛋白质 7.4g　脂肪 25.1g　碳水化合物 24.6g
　　　　　钠 442.6mg

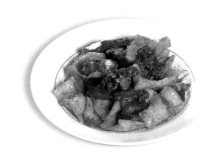

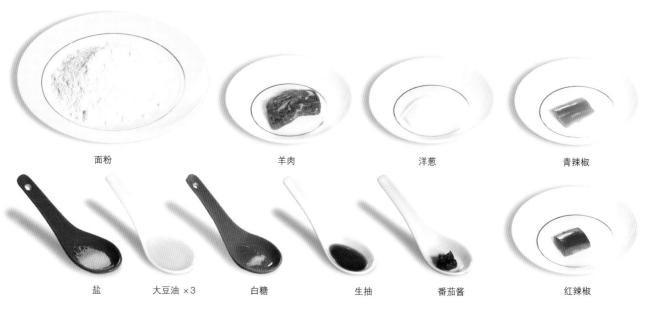

面粉　　　　　　　　　羊肉　　　　　　　　洋葱　　　　　　　　青辣椒

盐　　　大豆油 ×3　　　白糖　　　　生抽　　　　番茄酱　　　　红辣椒

担担面（川菜）

主 辅 料　面粉 23.0g　猪肉末 13.0g　香葱 1.8g　碎米芽菜 3.3g

调 味 料　盐 0.5g　大豆油 6.3g　白糖 1.0g　酱油 7.7g　熟猪油 0.1g
　　　　　红油 4.7g　米醋 4.3g　甜面酱 2.6g　芝麻酱 3.8g　料酒 3.8g
　　　　　花椒粉 0.1g

营养成分　能量 1167.3kJ　蛋白质 7.1g　脂肪 18.5g　碳水化合物 22.0g
　　　　　钠 903.7mg

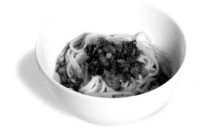

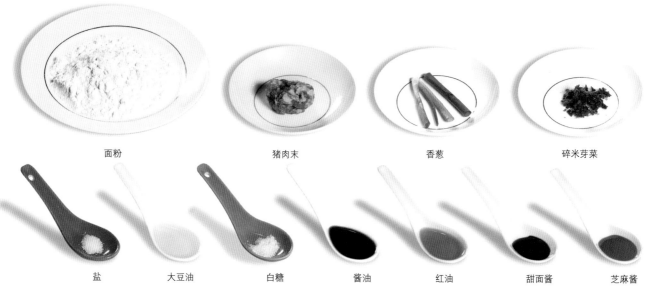

面粉　　　　　　　猪肉末　　　　　　香葱　　　　　　碎米芽菜

盐　　　　大豆油　　　　白糖　　　　酱油　　　　红油　　　甜面酱　　　芝麻酱

刀削面（西北菜）

主 辅 料　面粉 54.0g　猪肉末 28.0g　姜 5.0g　葱 7.0g　蒜 7.0g

调 味 料　大豆油 9.0g　生抽 9.3g　老抽 0.7g　豆瓣酱 10.0g　料酒 3.4g
　　　　　香叶 0.4g　花椒 0.5g　八角 2.0g　白豆蔻 1.4g　草果 1.3g

营养成分　能量 1779.1kJ　蛋白质 14.8g　脂肪 21.6g　碳水化合物 45.6g
　　　　　钠 1277.8mg

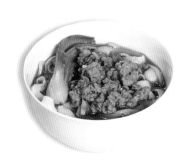

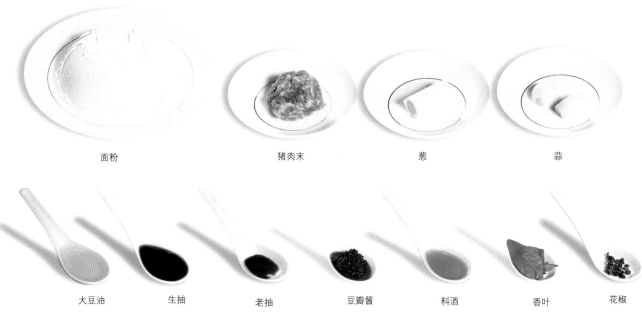

面粉　　　　　　　　　猪肉末　　　　　　　葱　　　　　　　　蒜

大豆油　　　生抽　　　老抽　　　豆瓣酱　　　料酒　　　香叶　　　花椒

蛤蜊芸豆打卤面（鲁菜）

主 辅 料　面条 57.0g　四季豆 30.0g　蛤蜊肉 20.0g　葱 2.4g

调 味 料　盐 1.0g　大豆油 7.0g　料酒 4.1g　鸡蛋清 25.6g

营养成分　能量 1171.4kJ　蛋白质 10.5g　脂肪 10.4g　碳水化合物 37.8g
　　　　　钠 539.2mg

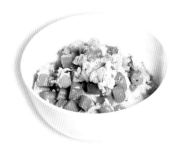

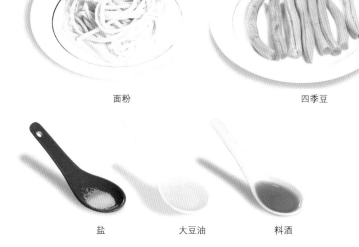

面粉　　　　　　　　四季豆　　　　　　　蛤蜊肉　　　　　　葱

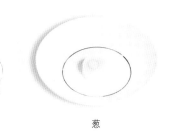

盐　　　　　大豆油　　　料酒

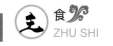

面粉

饸饹面（西北菜）

主 辅 料　面粉 47g　黄瓜 26.0g　鹌鹑蛋 15.0g　西红柿 20.0g

调 味 料　红油 5.0g

营养成分　能量 1012.2kJ　蛋白质 9.7g　脂肪 7.9g　碳水化合物 34.9g
　　　　　　钠 20.0mg

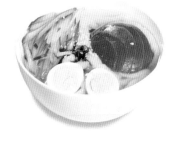

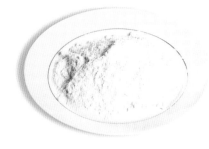

面粉

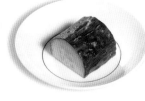

黄瓜

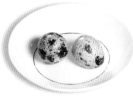

鹌鹑蛋

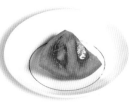

西红柿

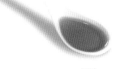

红油

拉条子（西北菜）

主 辅 料　面粉 30.8g　羊肉 10.0g　洋葱 5.0g　青辣椒 2.9g　红辣椒 2.3g
　　　　　　西红柿 1.3g

调 味 料　盐 0.9g　大豆油 16.5g　白糖 0.3g　生抽 2.3g　番茄酱 2.7g

营养成分　能量 1218.6kJ　蛋白质 7.4g　脂肪 19.0g　碳水化合物 24.5g
　　　　　　钠 512.0mg

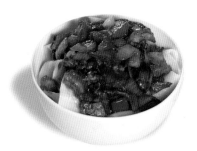

面粉　　　　　　　　红辣椒　　　　　　　羊肉　　　　　　　洋葱

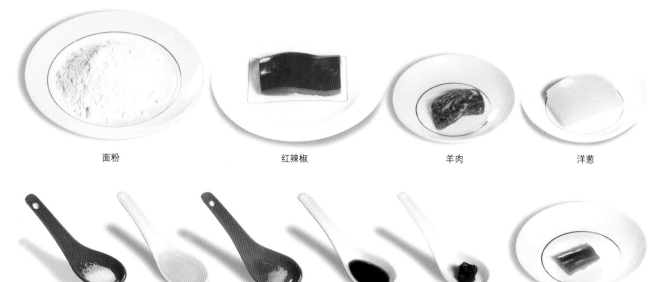

盐　　　　大豆油 ×2　　　白糖　　　　　生抽　　　　番茄酱　　　　青辣椒

面粉

面粉

面顺序（准扬菜）

主 辅 料　面粉 39.0g　冬笋 10.0g　香菇 20.0g　火腿 4.0g　青菜 16.0g
　　　　　鸡蛋清 26.0g

调 味 料　盐 1.5g

营养成分　能量 1043.2kJ　蛋白质 14.6g　脂肪 5.1g　碳水化合物 41.2g
　　　　　钠 688.7m

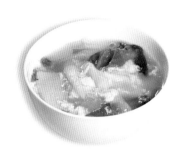

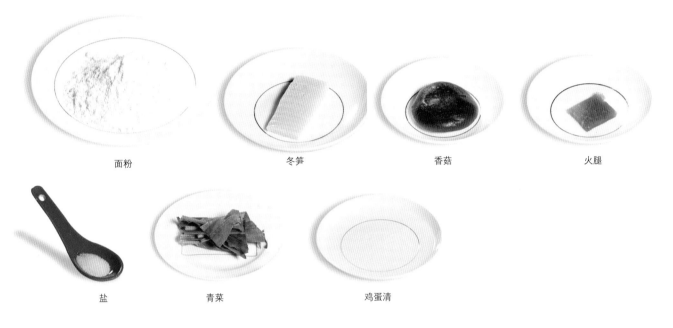

面粉　　　　　　　冬笋　　　　　　　香菇　　　　　　　火腿

盐　　　　　青菜　　　　　鸡蛋清

牛肉拉面（西北菜）

主 辅 料　面条 31.5g　牛肉 21.0g　白萝卜 6.0g　香菜 1.0g　葱 2.0g

调 味 料　盐 0.5g　白胡椒粉 0.1g　味精 0.4g

营养成分　能量 510.0kJ　蛋白质 7.6g　脂肪 1.3g　碳水化合物 20.2g
　　　　　钠 258.1mg

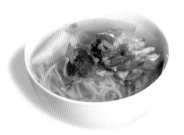

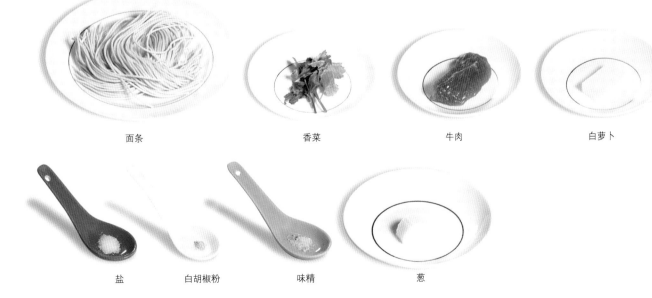

面条　　　　　　　香菜　　　　　　　牛肉　　　　　　　白萝卜

盐　　　　白胡椒粉　　　　味精　　　　　葱

面粉

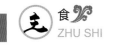
面粉

燃面（川菜）

主 辅 料 面条 23.0g 碎米芽菜 3.8g 香葱 1.6g 熟花生仁 5.0g
熟核桃仁 3.3g

调 味 料 盐 0.4g 大豆油 5.0g 白糖 1.2g 酱油 5.6g 红油 5.0g
香油 1.6g 花椒粉 0.5g 芝麻酱 2.0g

营养成分 能量 1104.8kJ 蛋白质 5.9g 脂肪 17.8g 碳水化合物 21.9g
钠 681.7mg

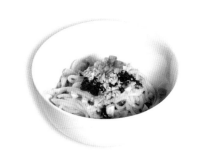

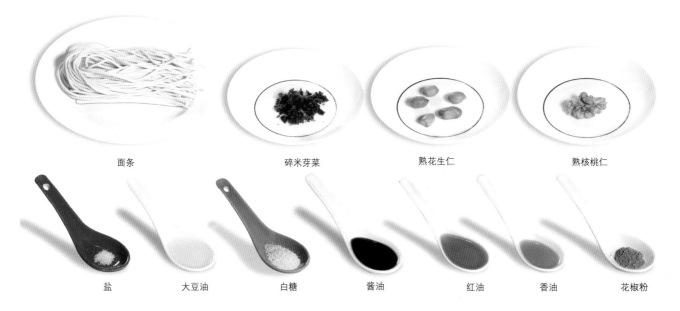

| 面条 | 碎米芽菜 | 熟花生仁 | 熟核桃仁 |

| 盐 | 大豆油 | 白糖 | 酱油 | 红油 | 香油 | 花椒粉 |

阳春面（淮扬菜）

主 辅 料 面粉 38.0g 香葱 2.0g

调 味 料 盐 1.6g 酱油 5.0g 白糖 1.1g 白胡椒粉 0.1g 虾籽 0.8g

营养成分 能量 613.3kJ 蛋白质 6.4g 脂肪 1.0g 碳水化合物 29.5g
钠 975.7mg

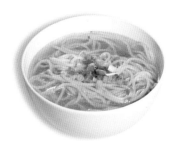

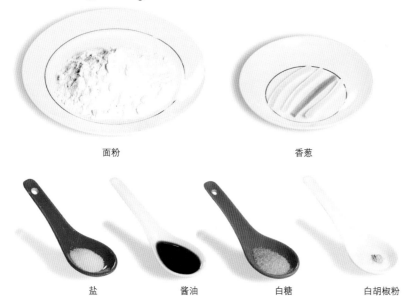

| 面粉 | 香葱 |

| 盐 | 酱油 | 白糖 | 白胡椒粉 |

面粉

炸酱面（家常菜）

主 辅 料　面粉 47.0g　豆芽 12.0g　猪肉 25.0g　葱 15.0g　黄瓜 17.0g
　　　　　　芹菜 22.0g　黄豆 8.8g　姜 5.0g

调 味 料　大豆油 12.0g　白糖 2.0g　酱油 5.0g　黄豆酱 25.0g　料酒 5.0g

营养成分　能量 1941.8kJ　蛋白质 17.9g　脂肪 24.3g　碳水化合物 48.7g
　　　　　　钠 1317.7mg

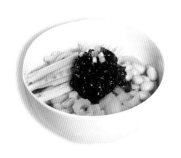

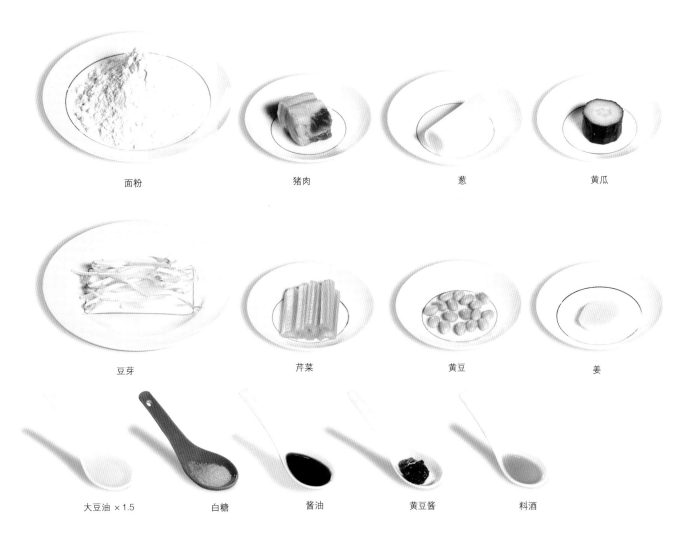

面粉　　　　　　猪肉　　　　　　葱　　　　　　黄瓜

豆芽　　　　　　芹菜　　　　　　黄豆　　　　　　姜

大豆油 ×1.5　　白糖　　　酱油　　　黄豆酱　　　料酒

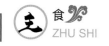

高密炉包（鲁菜）

主 辅 料　面粉 33.8g　猪肉末 16.9g　韭菜 31.1g

调 味 料　盐 0.3g　大豆油 1.0g　酱油 0.8g　老抽 0.3g　味精 0.3g
　　　　　　熟猪油 1.0g　香油 0.1g　酵母 0.3g　泡打粉 0.1g

营养成分　能量 857.5kJ　蛋白质 7.6g　脂肪 8.9g　碳水化合物 25.8g
　　　　　　钠 229.0mg

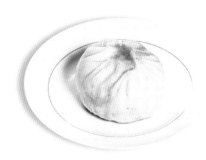

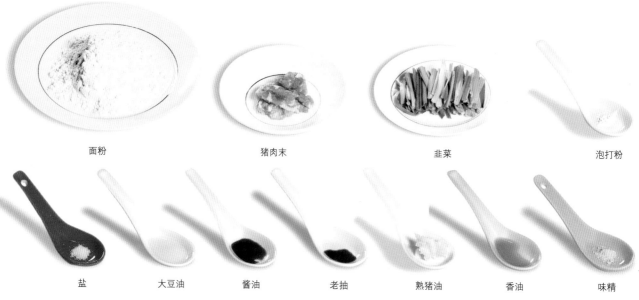

面粉　　　　　猪肉末　　　　　韭菜　　　　　泡打粉

盐　　　大豆油　　　酱油　　　老抽　　　熟猪油　　　香油　　　味精

锅贴（家常菜）

主 辅 料　面粉 19.8g　猪肉末 11.9g　葱 9.9g　姜 1.4g

调 味 料　盐 0.4g　大豆油 2.4g　白糖 0.3g　酱油 1.2g　香油 0.8g
　　　　　　醋 1.3g

营养成分　能量 644.4kJ　蛋白质 5.1g　脂肪 8.1g　碳水化合物 15.9g
　　　　　　钠 259.5mg

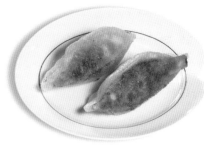

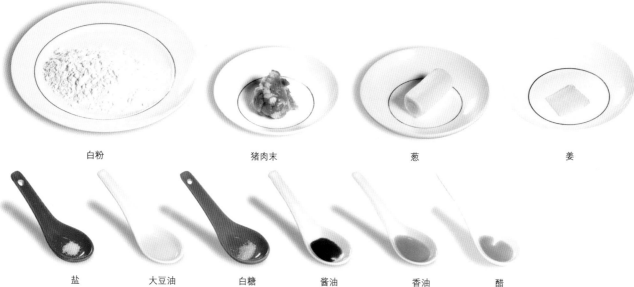

白粉　　　　　猪肉末　　　　　葱　　　　　姜

盐　　　大豆油　　　白糖　　　酱油　　　香油　　　醋

面粉

烤包子（清真菜）

主 辅 料 面粉 24.0g 洋葱 14.0g 羊腿肉 10.0g 姜 0.3g

调 味 料 盐 0.5g 香油 1.5g 白胡椒粉 0.3g 孜然粉 0.8g 鸡蛋清 10.0g

营养成分 能量 543.9kJ 蛋白质 7.2g 脂肪 3.3g 碳水化合物 18.7g
钠 218.0mg

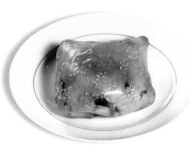

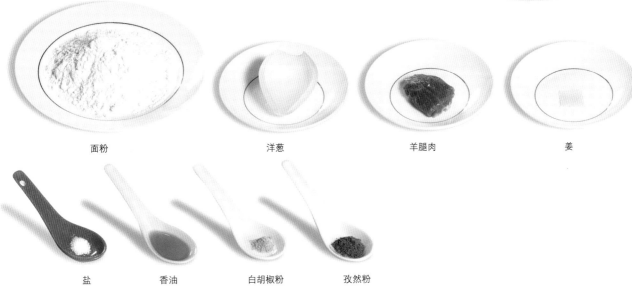

面粉　　　　　　洋葱　　　　　　羊腿肉　　　　　　姜

盐　　　　香油　　　白胡椒粉　　　孜然粉

龙抄手（川菜）

主 辅 料 面粉 50.0g 猪肉末 42.3g 姜 0.8g 葱 0.8g

调 味 料 盐 1.8g 香油 1.2g 白胡椒粉 0.3g 料酒 1.5g

营养成分 能量 1307.3kJ 蛋白质 11.5g 脂肪 17.8g 碳水化合物 28.0g
钠 738.1mg

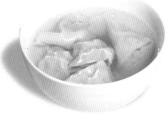

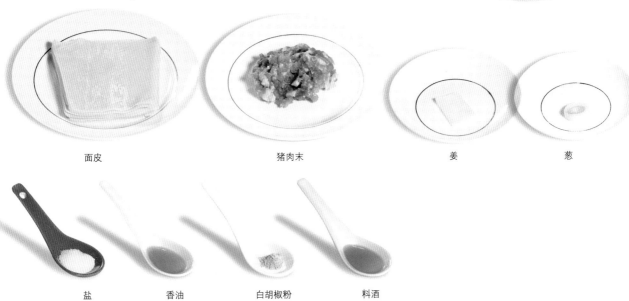

面皮　　　　　　猪肉末　　　　　姜　　　　　葱

盐　　　　香油　　　白胡椒粉　　　料酒

面粉

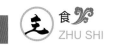

面粉

墨鱼水饺（鲁菜）

主 辅 料　面粉 31.3g　墨鱼 30.0g　猪肉末 15.6g　香菜 2.4g　姜 0.9g
　　　　　墨鱼汁 3.4g

调 味 料　盐 0.7g　白胡椒粉 0.1g

营养成分　能量 1099.7kJ　蛋白质 9.9g　脂肪 14.9g　碳水化合物 23.5g
　　　　　钠 330.4mg

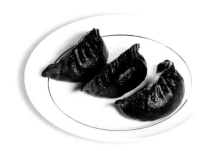

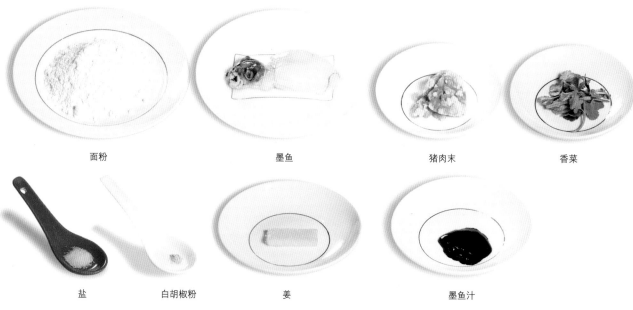

面粉　　　　　　　　　墨鱼　　　　　　　　猪肉末　　　　　　　香菜

盐　　　　白胡椒粉　　　　姜　　　　　　墨鱼汁

山东大包（鲁菜）

主 辅 料　面粉 33.4g　白菜 33.4g　猪肉末 11.7g　葱 0.3g　姜 0.3g

调 味 料　盐 0.5g　酱油 1.1g　老抽 0.7g　味精 0.4g　酵母 0.3g
　　　　　泡打粉 0.1g

营养成分　能量 725.3kJ　蛋白质 7.6g　脂肪 5.2g　碳水化合物 25.4g
　　　　　钠 375.1mg

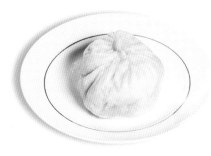

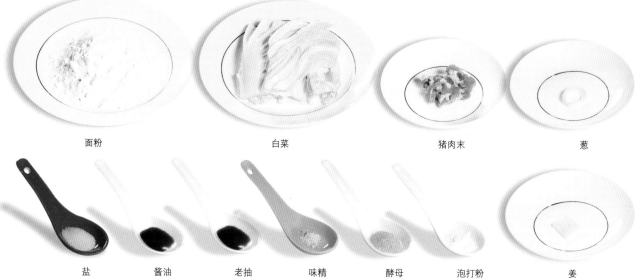

面粉　　　　　　　　　白菜　　　　　　　　猪肉末　　　　　　　葱

盐　　　酱油　　　老抽　　　味精　　　酵母　　　泡打粉　　　　姜

面粉

水煎扁担锅贴（鲁菜）

主 辅 料 面粉 37.2g 玉米面 7.4g 韭菜 14.9g 鸡蛋 5.6g 虾皮 0.7g
粉丝 1.5g 木耳 1.9g

调 味 料 盐 0.3g 大豆油 6.3g 鸡粉 0.1g 葱油 7.4g 香油 0.9g
鸡蛋清 1.9g

营养成分 能量 1025.5kJ 蛋白质 8.1g 脂肪 9.3g 碳水化合物 34.5g
钠 185.7mg

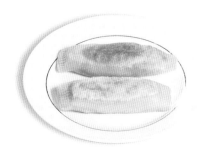

面粉

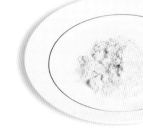

玉米面

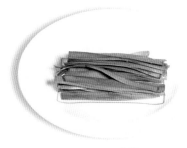

韭菜

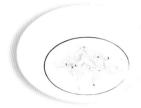

虾皮

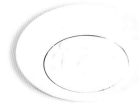

粉丝

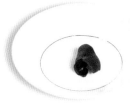

木耳

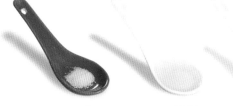

盐

大豆油

鸡粉

葱油

香油

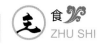
四季美汤包（湘鄂菜）

主 辅 料　面粉 20.9g　五花肉 19.2g　皮冻 6.7g　姜 0.8g

调 味 料　香油 0.6g　白糖 0.5g　酱油 0.7g　味精 0.5g　黄酒 0.7g
　　　　　白胡椒粉 0.1g　酵母 0.2g

营养成分　能量 686.0kJ　蛋白质 6.6g　脂肪 8.4g　碳水化合物 16.3g
　　　　　钠 145.8mg

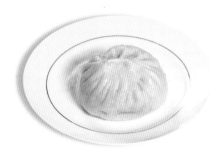

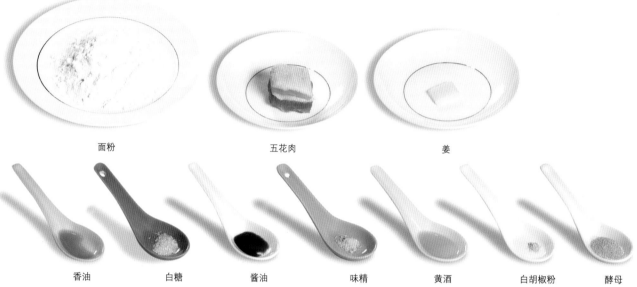

面粉　　　　　　　　　五花肉　　　　　　　　　姜

香油　　白糖　　酱油　　味精　　黄酒　　白胡椒粉　　酵母

虾饺（粤菜）

主 辅 料　明虾 63.9g　澄面 45.5g　鸡蛋 21.2g　葱 1.5g　姜 0.6g

调 味 料　盐 0.3g　熟猪油 1.8g　香油 0.2g　料酒 0.3g　味精 0.2g
　　　　　生粉 3.6g

营养成分　能量 999.9kJ　蛋白质 7.6g　脂肪 4.7g　碳水化合物 43.7g
　　　　　钠 211.8mg

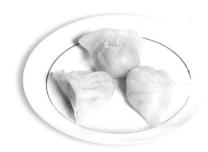

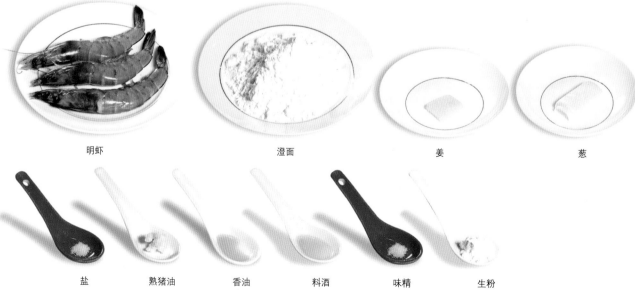

明虾　　　　　　　　澄面　　　　　　　　姜　　　　　　　葱

盐　　熟猪油　　香油　　料酒　　味精　　生粉

猪肉大葱水饺（家常菜）

主 辅 料 面粉 32.0g 猪肉 16.0g 葱 5.2g 姜 1.0g

调 味 料 盐 0.1g 葱油 0.7g 白糖 0.1g 酱油 0.9g 香油 0.3g

营养成分 能量 766.6kJ 蛋白质 7.3g 脂肪 7.0g 碳水化合物 23.9g
钠 112.4mg

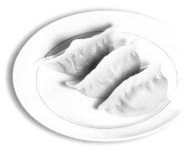

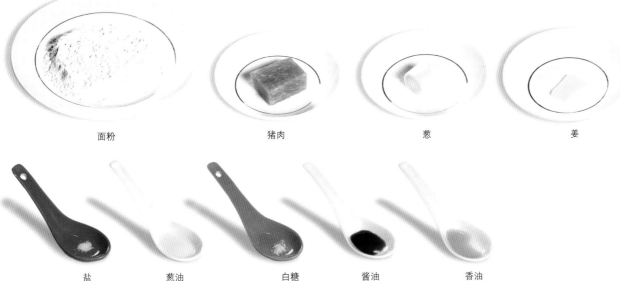

面粉　　　　　　　猪肉　　　　　　　葱　　　　　　　姜

盐　　　　　葱油　　　　　白糖　　　　　酱油　　　　　香油

钟水饺（川菜）

主 辅 料 面粉 34.4g 猪肉末 26.0g 葱 5.7g 姜 2.6g 蒜 1.0g

调 味 料 盐 0.6g 红辣椒油 12.0g 红糖 1.0g 白胡椒粉 0.1g
酱油 6.3g 香油 0.6g 味精 0.1g 鸡蛋清 2.5g

营养成分 能量 1196.6kJ 蛋白质 11.7g 脂肪 12.8g 碳水化合物 34.8g
钠 700.6mg

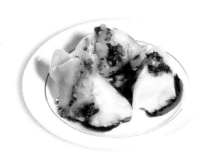

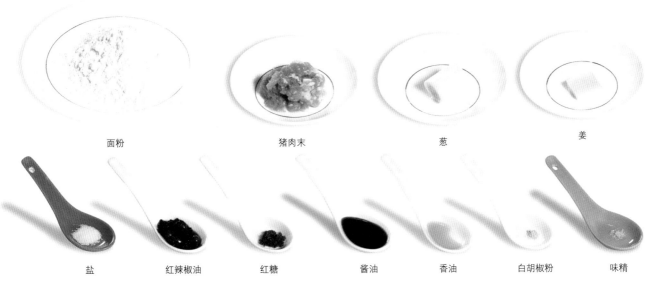

面粉　　　　　　猪肉末　　　　　　葱　　　　　　　姜

盐　　　红辣椒油　　　红糖　　　酱油　　　香油　　　白胡椒粉　　味精

面粉

家常饼（家常菜）

主 辅 料　面粉 35.8g

调 味 料　盐 0.3g　大豆油 1.9g

营养成分　能量 601.9kJ　蛋白质 5.6g　脂肪 2.8g　碳水化合物 25.4g
　　　　　钠 119.1mg

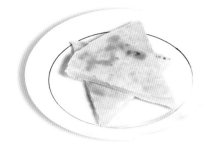

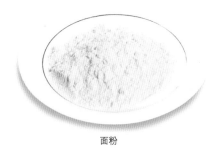

面粉

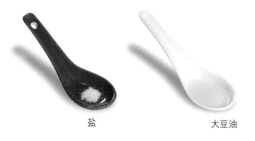

盐　　　　　　　大豆油

老北京糊塌子（家常菜）

主 辅 料　西葫芦 13.0g　面粉 6.8g　葱 2.0g

调 味 料　盐 0.4g　大豆油 0.7g　鸡蛋清 6.8g

营养成分　能量 176.7kJ　蛋白质 2.2g　脂肪 1.6g　碳水化合物 5.4g
　　　　　钠 166.5mg

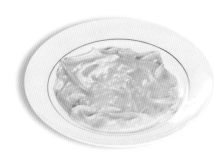

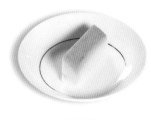　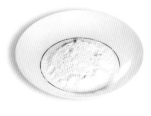　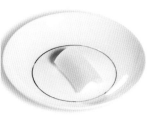

西葫芦　　　　　　面粉　　　　　　　葱

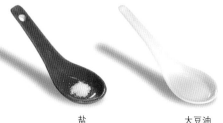

盐　　　　　　　大豆油

面粉

辣子锅盔（西北菜）

主 辅 料　面粉 14.0g 朝天椒 60.0g 葱 16.0g
　　　　　蒜 10.0g

调 味 料　盐 1.0g 大豆油 8.0g 味精 1.3g
　　　　　酵母 1.0g

营养成分　能量 1344.3kJ 蛋白质 12.5g 脂肪 15.6g
　　　　　碳水化合物 45.9g 钠 505.3mg

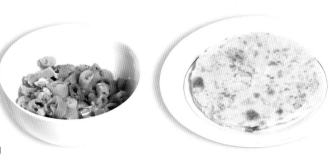

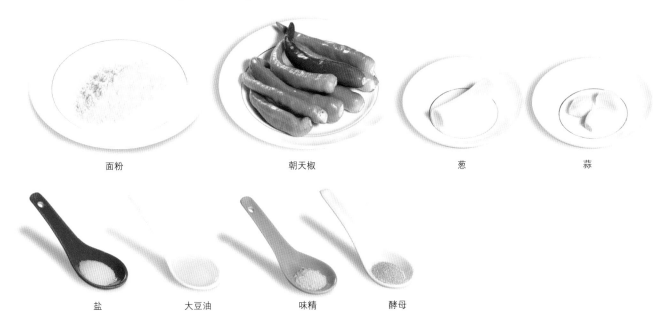

面粉　　　　　　　　朝天椒　　　　　　　葱　　　　　　　　蒜

盐　　　　　　大豆油　　　　　味精　　　　　酵母

卤汁肉夹馍（西北菜）

主 辅 料　五花肉 88.0g 面粉 30.0g 葱 10.0g

调 味 料　盐 1.0g 老抽 2.0g 酵母 1.0g

营养成分　能量 1769.5kJ 蛋白质 12.3g 脂肪 31.9g 碳水化合物 22.9g
　　　　　钠 565.0mg

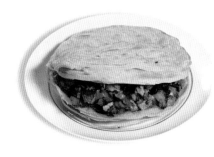

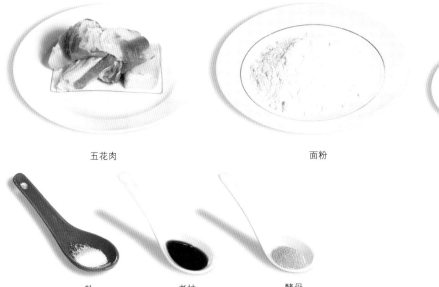

五花肉　　　　　　　　　面粉　　　　　　　　　葱

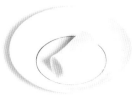

盐　　　　　　　老抽　　　　　　酵母

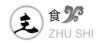
面粉

莜面栲栳栳（西北菜）

主 辅 料　莜面粉 43.0g　羊肉 54.0g　胡萝卜 6.0g　洋葱 9.0g　葱 2.9g　姜 1.8g　香菜 0.3g

调 味 料　盐 0.6g　大豆油 7.2g　酱油 18.0g　白胡椒粉 0.1g　桂皮 2.0g

营养成分　能量 1497.6kJ　蛋白质 18.7g　脂肪 16.0g　碳水化合物 36.6g　钠 1530.2mg

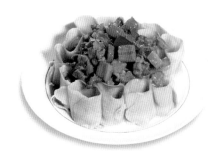

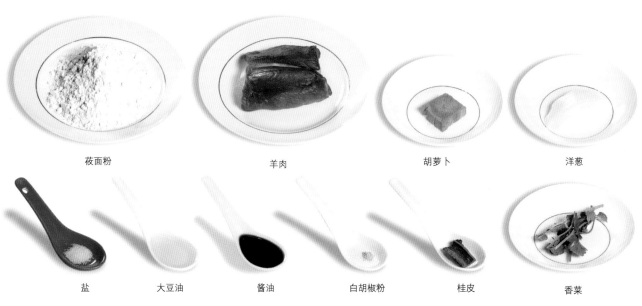

莜面粉　　　　　　　羊肉　　　　　　　胡萝卜　　　　　洋葱

盐　　　　大豆油　　　酱油　　　白胡椒粉　　　桂皮　　　　香菜

羊肉泡馍（清真菜）

主 辅 料　面粉 30.0g　羊肉 47.0g　粉丝 8.0g　糖蒜 21.0g

调 味 料　白胡椒粉 1.0g　小茴香 1.0g　花椒 2.0g　八角 1.0g　草果 2.0g　桂皮 1.5g　酵母 1.0g　辣椒粉 1.0g

营养成分　能量 1130.6kJ　蛋白质 14.6g　脂肪 7.8g　碳水化合物 37.5g　钠 189.1mg

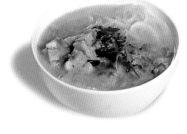

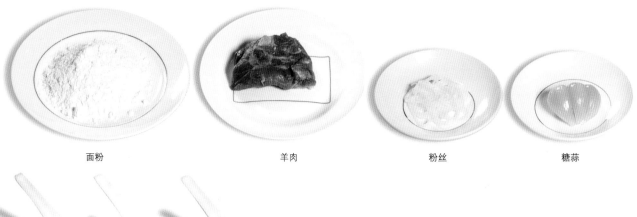

面粉　　　　　　　　羊肉　　　　　　　粉丝　　　　　糖蒜

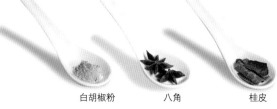

白胡椒粉　　　八角　　　桂皮

面粉

炸牛奶（粤菜）

主辅料 牛奶 80.0g 面粉 8.0g

调味料 盐 1.5g 花生油 8.0g 白糖 9.6g 黄油 8.0g 鸡蛋清 8.0g
淀粉 10.0g 泡打粉 1.6g

营养成分 能量 2672.1kJ 蛋白质 18.4g 脂肪 33.9g 碳水化合物 65.2g
钠 811.9mg

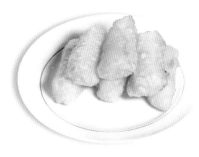

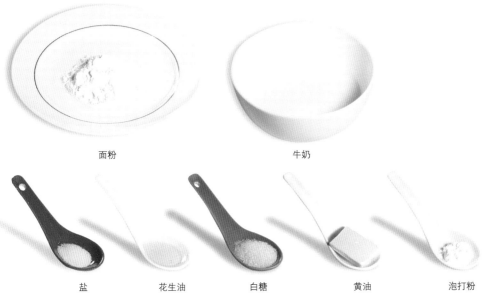

面粉　　　　　　　　　牛奶

盐　　　　花生油　　　　白糖　　　　黄油　　　　泡打粉

肚包饭（清真菜）

主辅料 羊肚 59.0g 大米 43.0g 胡萝卜 4.4g

调味料 盐 0.7g 十三香 2.0g 鸡粉 1.0g

营养成分 能量 855.6kJ 蛋白质 10.7g 脂肪 3.9g 碳水化合物 35.4g
钠 509.9mg

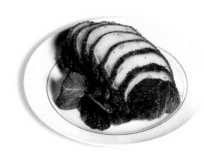

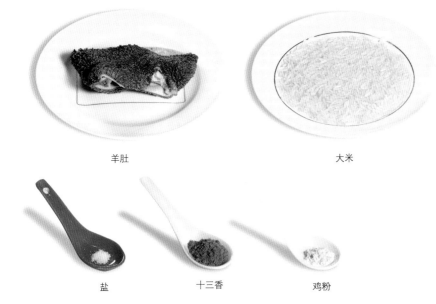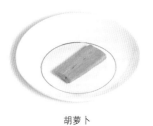

羊肚　　　　　　　大米　　　　　　　胡萝卜

盐　　　　十三香　　　鸡粉

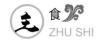

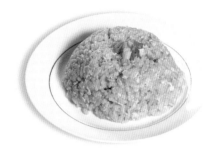

蛋炒饭（淮扬菜）

主 辅 料 米饭 150.0g 鸡蛋 55.0g 葱 2.8g

调 味 料 盐 1.3g 大豆油 11.2g 酱油 3.0g

营养成分 能量 1499.8kJ 蛋白质 10.9g 脂肪 17.4g 碳水化合物 39.7g
钠 791.9mg

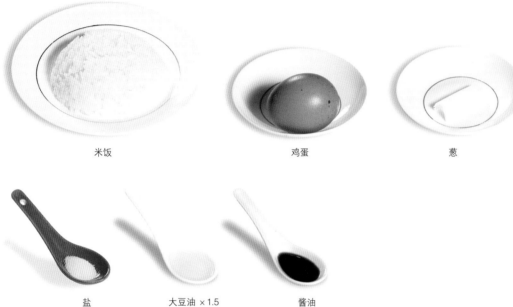

米饭　　　　　　　鸡蛋　　　　　　　葱

盐　　　　大豆油×1.5　　　酱油

恩施洋芋饭（湘鄂菜）

主 辅 料 大米 72.6g 土豆 48.4g 五花肉末 8.7g 青豆 9.7g

调 味 料 盐 0.8g 大豆油 10.9g

营养成分 能量 1926.2kJ 蛋白质 14.7g 脂肪 16.4g 碳水化合物 64.5g
钠 337.3mg

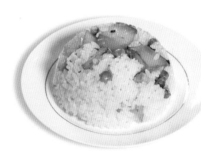

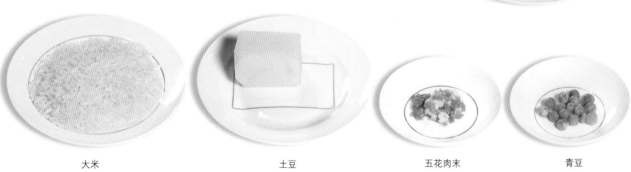

大米　　　　　　土豆　　　　　五花肉末　　　　青豆

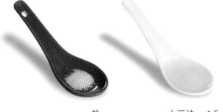

盐　　　　　大豆油×1.5

大米

黄鳝饭（粤菜）

主 辅 料　鳝鱼肉 29.5g　大米 93.0g　姜 1.6g

调 味 料　盐 1.3g　大豆油 5.3g　白糖 0.8g　生抽 2.3g　白胡椒粉 0.2g
　　　　　味精 1.7g

营养成分　能量 1690.4kJ　蛋白质 13.3g　脂肪 6.3g　碳水化合物 73.8g
　　　　　钠 820.1mg

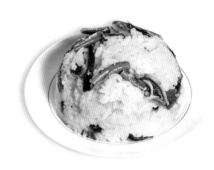

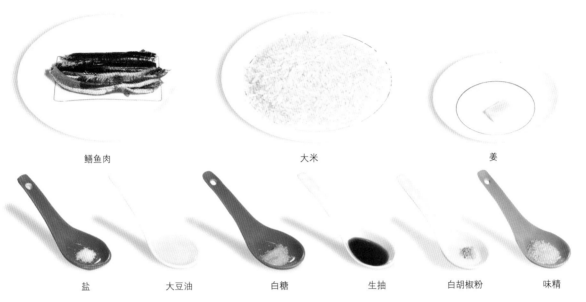

鳝鱼肉　　　　　　　　大米　　　　　　　　　姜

盐　　　　大豆油　　　　白糖　　　　生抽　　　白胡椒粉　　　味精

腊味煲仔饭（粤菜）

主 辅 料　广式腊肠 37.0g　香菇 4.0g　萝卜干 3.4g　香米 56.1g　葱 18.5g
　　　　　姜 0.9g　蛋皮 2.2g

调 味 料　盐 1.7g　色拉油 3.7g

营养成分　能量 1471.5kJ　蛋白质 11.0g　脂肪 11.9g　碳水化合物 53.0g
　　　　　钠 1090.3mg

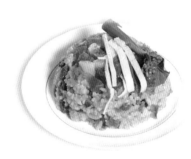

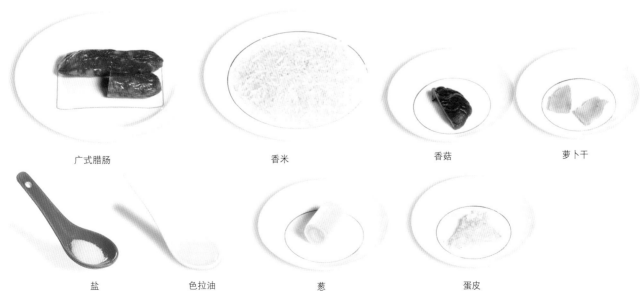

广式腊肠　　　　　　香米　　　　　　香菇　　　　　萝卜干

盐　　　　　色拉油　　　　葱　　　　　蛋皮

大米

什锦炒饭（家常菜）

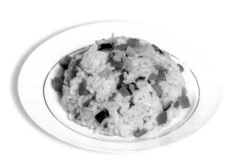

主 辅 料 米饭 100.0g 胡萝卜 8.0g 青辣椒 8.0g 红椒 8.0g 香菇 8.0g
鸡蛋 32.0g 香葱 8.0g

调 味 料 盐 1.2g 大豆油 12.0g

营养成分 能量 1342.8kJ 蛋白质 10.1g 脂肪 16.9g 碳水化合物 37.3g
钠 520.6mg

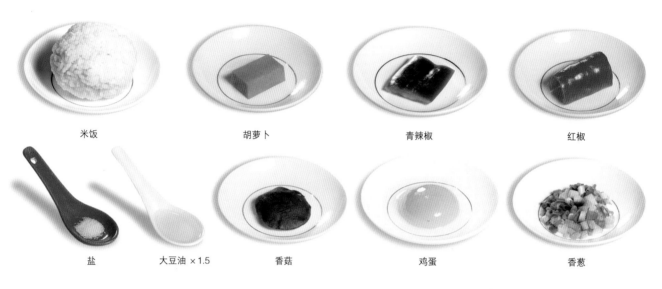

米饭	胡萝卜	青辣椒	红椒

盐	大豆油 ×1.5	香菇	鸡蛋	香葱

手抓饭（清真菜）

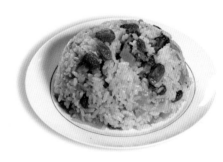

主 辅 料 羊排 63.2g 大米 93.0g 胡萝卜 49.8g 葡萄干 11.9g 姜 4.2g
洋葱 37.6g

调 味 料 盐 1.1g 大豆油 11.9g 孜然 0.7g

营养成分 能量 2211.1kJ 蛋白质 21.8g 脂肪 13.6g 碳水化合物 80.5g
钠 528.5mg

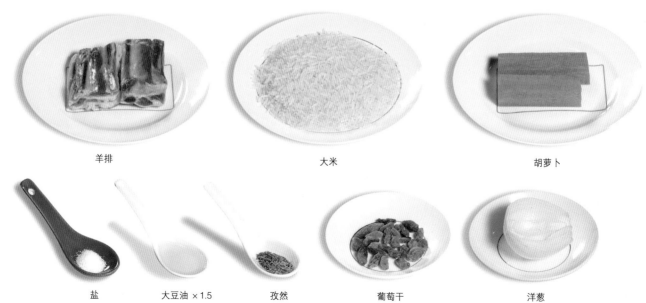

羊排	大米	胡萝卜

盐	大豆油 ×1.5	孜然	葡萄干	洋葱

长沙米粉（湘鄂菜）

主 辅 料　米粉（干）100.0g　猪后腿肉 16.9g　榨菜 17.4g　葱 3.0g
　　　　　泡豇豆 5.0g

调 味 料　盐 1.1g　大豆油 8.0g　酱油 4.0g　熟猪油 1.0g　香油 0.5g
　　　　　辣椒粉 1.0g　生粉 1.5g　剁椒 13.0g

营养成分　能量 2184.3kJ　蛋白质 3.8g　脂肪 16.7g　碳水化合物 92.1g
　　　　　钠 1931.0mg

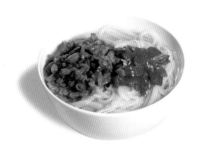

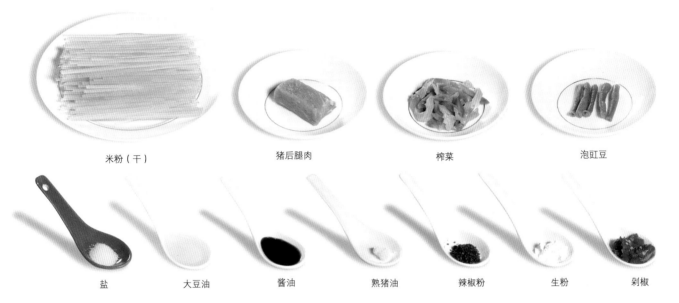

米粉（干）　　　　　猪后腿肉　　　　　榨菜　　　　　泡豇豆

盐　　　大豆油　　　酱油　　　熟猪油　　　辣椒粉　　　生粉　　　剁椒

湿炒牛河（粤菜）

主 辅 料　牛肉 37.8g　河粉 53.8g　芥蓝 32.1g　蒜 0.6g

调 味 料　盐 0.5g　大豆油 24.0g　白糖 0.7g　香油 0.9g　老抽 0.5g
　　　　　生抽 2.8g　蚝油 2.4g　沙茶酱 2.4g　料酒 6.0g　淀粉 2.0g

营养成分　能量 2040.8kJ　蛋白质 13.9g　脂肪 27.9g　碳水化合物 50.4g
　　　　　钠 590.2mg

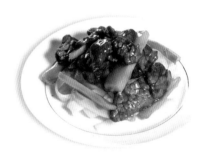

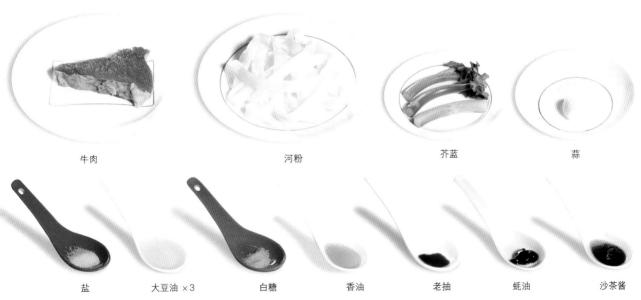

牛肉　　　　　　　河粉　　　　　　　芥蓝　　　　　　蒜

盐　　　大豆油 ×3　　　白糖　　　香油　　　老抽　　　蚝油　　　沙茶酱

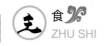

大米

广式白萝卜糕（粤菜）

主 辅 料　白萝卜 14.7g　糯米粉 3.2g　腊肠 1.5g　虾米 1.5g　粘米粉 3.2g

调 味 料　盐 0.3g　大豆油 3.2g　白糖 0.4g　澄面 1.5g　味精 0.3g

营养成分　能量 279.3kJ　蛋白质 1.2g　脂肪 3.6g　碳水化合物 7.7g
　　　　　钠 169.9mg

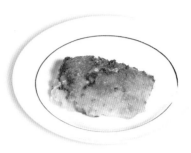

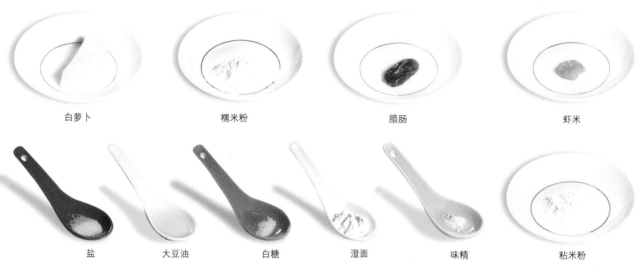

白萝卜　　　　　　糯米粉　　　　　　腊肠　　　　　　虾米

盐　　　　大豆油　　　　白糖　　　　澄面　　　　味精　　　　粘米粉

黄米凉糕（西北菜）

主 辅 料　江米 19.9g　黄米 6.0g　红枣 1.5g　葡萄干 1.3g　面粉 2.0g

调 味 料　白糖 6.2g　酸奶 5.0g

营养成分　能量 560.4kJ　蛋白质 2.5g　脂肪 0.6g　碳水化合物 29.8g
　　　　　钠 5.2mg

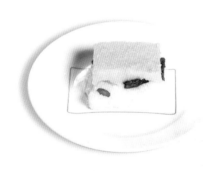

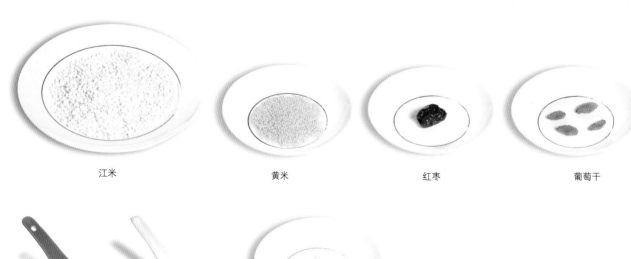

江米　　　　　　黄米　　　　　　红枣　　　　　　葡萄干

白糖　　　　　酸奶　　　　　面粉

大米

赖汤圆（川菜）

主 辅 料　糯米粉 44.8g　熟面粉 3.1g　白糖粉 10.9g　黑芝麻粉 4.5g

调 味 料　熟猪油 5.0g　白糖 1.7g　生抽 1.9g　老抽 0.9g　香油 0.9g

营养成分　能量 1229.4kJ　蛋白质 4.8g　脂肪 7.9g　碳水化合物 51.4g
　　　　　钠 191.8mg

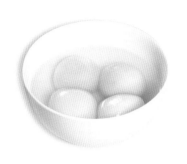

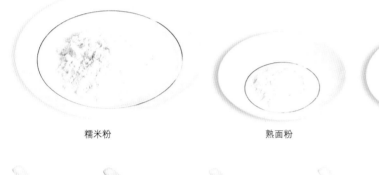

糯米粉　　　　　　　熟面粉　　　　　　　黑芝麻粉

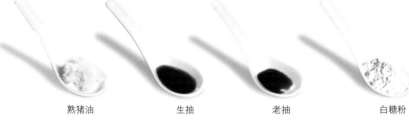

熟猪油　　　生抽　　　老抽　　　白糖粉

甜胚子（西北菜）

主 辅 料　燕麦 53.6g

调 味 料　白糖 7.1g　酒曲 1.3g

营养成分　能量 965.1kJ　蛋白质 8.0g　脂肪 3.6g　碳水化合物 43.0g
　　　　　钠 2.0mg

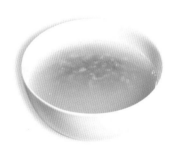

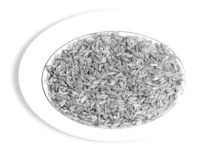

燕麦

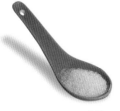

白糖

大米

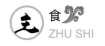
姊妹团子（湘鄂菜）

主 辅 料　糯米 33.8g　五花肉 21.2g　红枣 13.4g　香菇 1.3g

调 味 料　盐 0.5g　熟猪油 2.7g　白糖 5.4g　酱油 1.8g　味精 0.5g
　　　　　　澄面 4.8g　熟白面粉 8.3g　糖桂花 1.9g

营养成分　能量 1343.6kJ　蛋白质 7.3g　脂肪 10.9g　碳水化合物 49.6g
　　　　　　钠 379.3mg

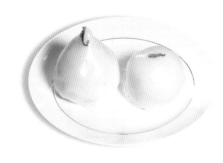

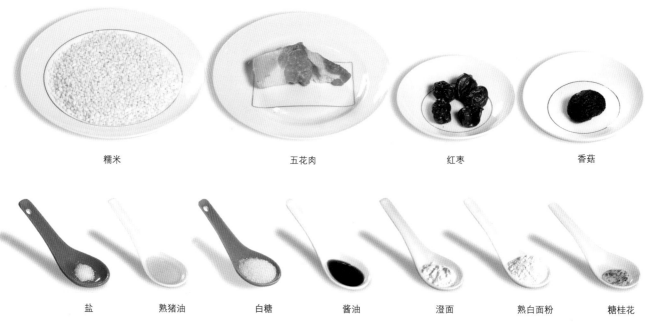

糯米　　　　　　　　五花肉　　　　　　　红枣　　　　　　香菇

盐　　　熟猪油　　　白糖　　　酱油　　　澄面　　　熟白面粉　　糖桂花

粽子（淮扬菜）

主 辅 料　糯米 38.0g　粽叶 3.1g

调 味 料　无

营养成分　能量 556.3kJ　蛋白质 2.8g　脂肪 0.4g　碳水化合物 29.8g
　　　　　　钠 0.6mg

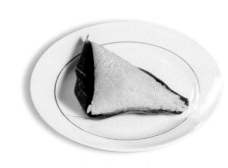

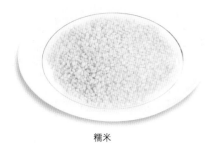

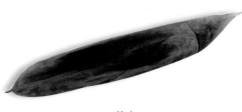

糯米　　　　　　　　　　粽叶

附录 中国居民膳食能量需要量（EER）

| 人群 | 能量（MJ/d） | | | | | | 能量（kcal/d） | | | | | |
| | 男 | | | 女 | | | 男 | | | 女 | | |
	身体活动水平（轻）	身体活动水平（中）	身体活动水平（重）	身体活动水平（轻）	身体活动水平（中）	身体活动水平（重）	身体活动水平（轻）	身体活动水平（中）	身体活动水平（重）	身体活动水平（轻）	身体活动水平（中）	身体活动水平（重）
0岁~	0.38MJ/(kg·d)			0.38MJ/(kg·d)			90kcal/(kg·d)			90kcal/(kg·d)		
0.5岁~	0.33MJ/(kg·d)			0.33MJ/(kg·d)			80kcal/(kg·d)			80kcal/(kg·d)		
1岁~		3.77			3.35			900			800	
2岁~		4.60			4.18			1100			1000	
3岁~		5.23			5.02			1250			1200	
4岁~		5.44			5.23			1300			1250	
5岁~		5.86			5.44			1400			1300	
6岁~	5.86	6.69	7.53	5.23	6.07	6.90	1400	1600	1800	1250	1450	1650
7岁~	6.28	7.11	7.95	5.65	6.49	7.32	1500	1700	1900	1350	1550	1750
8岁~	6.90	7.74	8.79	6.07	7.11	7.95	1650	1850	2100	1450	1700	1900
9岁~	7.32	8.37	9.41	6.49	7.53	8.37	1750	2000	2250	1550	1800	2000
10岁~	7.53	8.58	9.62	6.90	7.95	9.00	1800	2050	2300	1650	1900	2150
11岁~	8.58	9.83	10.88	7.53	8.58	9.62	2050	2350	2600	1800	2050	2300
14岁~	10.46	11.92	13.39	8.37	9.62	10.67	2500	2850	3200	2000	2300	2550
18岁~	9.41	10.88	12.55	7.53	8.79	10.04	2250	2600	3000	1800	2100	2400
50岁~	8.79	10.25	11.72	7.32	8.58	9.83	2100	2450	2800	1750	2050	2350
65岁~	8.58	9.83	—	7.11	8.16	—	2050	2350	—	1700	1950	—
80岁~	7.95	9.20	—	6.28	7.32	—	1900	2200	—	1500	1750	—
孕妇（早）	—	—	—	+0b	+0	+0	—	—	—	+0	+0	+0
孕妇（中）	—	—	—	+1.26	+1.26	+1.26	—	—	—	+300	+300	+300
孕妇（晚）	—	—	—	+1.88	+1.88	+1.88	—	—	—	+450	+450	+450
乳母	—	—	—	+2.09	+2.09	+2.09	—	—	—	+500	+500	+500

a. 未制定参考值用"—"表示；b. "+"表示在同龄人群参考值基础上额外增加量。

引自：中国居民膳食营养素参考摄入量：2013版／中国营养学会编著．北京：科学出版社，2014